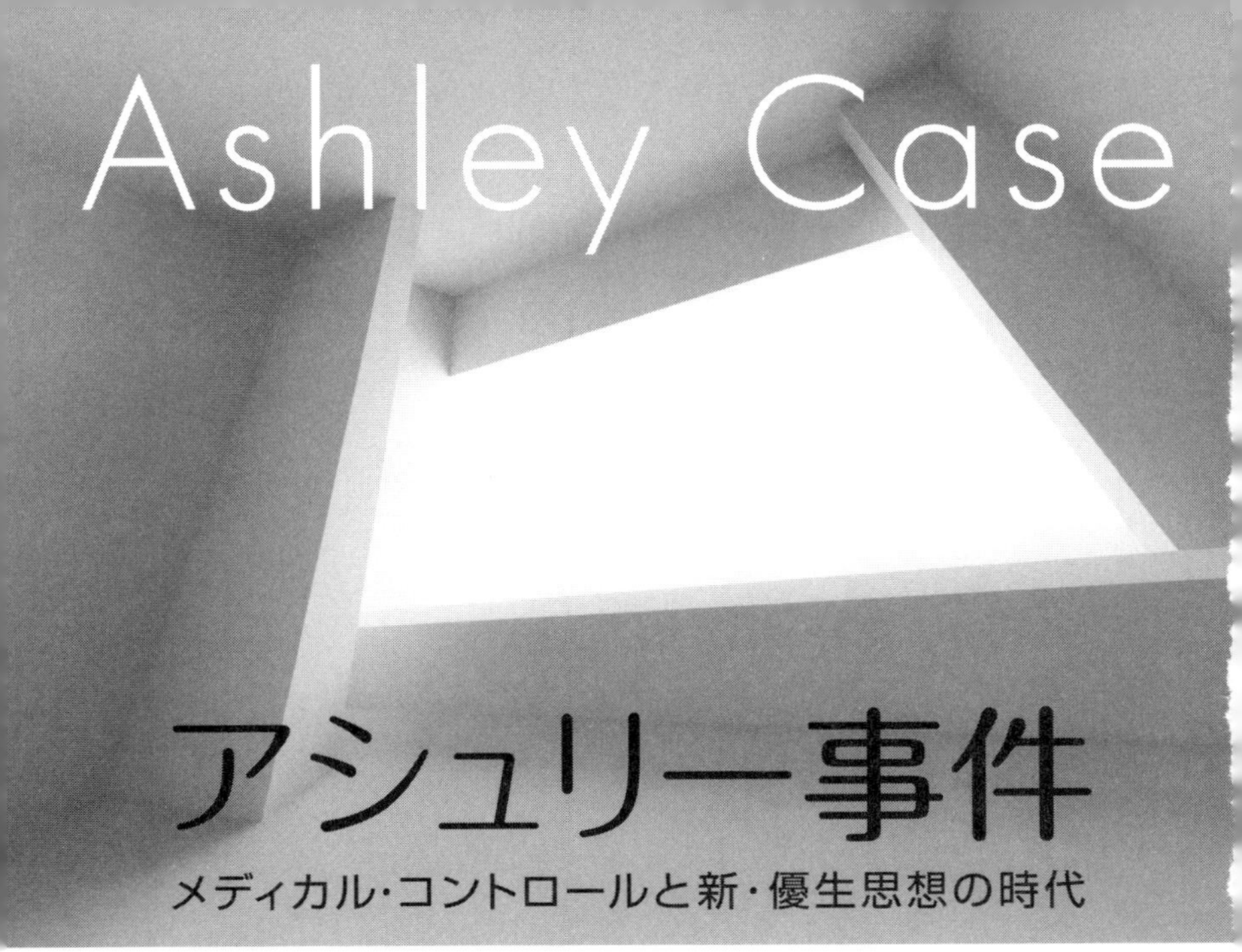

Ashley Case

アシュリー事件

メディカル・コントロールと新・優生思想の時代

児玉真美

生活書院

はじめに

私がアシュリー事件と出会ったのは、二〇〇七年一月五日のことだった。正月休みが終わって、年末から帰省していた娘が重症心身障害児施設に戻った日だったから、よく覚えている。

知的にも身体的にも重い障害のある娘の海は、小学校に上がる半年前に重心施設に入所した。以来、我々親子はウィークデイを別々に暮らし、週末や長い休みに娘が家に帰ってくるというパターンで暮らしている。

入園から何年間かは、毎週末ごとに子の方も親の方も身を裂かれるような辛い別れを繰り返したものだったけれど、小学四年の時にリハ実習生に初恋した娘は、迎えに行くと、初めて「まだ帰りたくない」とゴネた。「よろしくお願いします」とスタッフに頭を下げてデイルームを出ようとした瞬間、笑い声が耳に飛び込んできたのは、中学時代のことだ。「え?」と思わず振り返ったら、ほんの三分前に涙目で追いすがってきた海は、さっさとテレビの方に寝返りを打ち、全身でアニメに笑い興じていた。

今でも、その日その時の状況や体調、精神状態によっては号泣することがあるし、親の方も何百回繰り返しても娘との別れに慣れきってしまうことはできないけれど、今なお、ちょっと濃厚な思いの滲む、そんな場面も織り込んで、我が家の日常となっている。

二〇〇七年の正月休みも一〇日近くを家でゆっくり過ごして、園に帰る車に乗り込む娘はそれなりに満足そうだった。ここ数年は、夫が送り迎えをするようになっている。二人の車を見送った後、リビングに戻った私はテレビをCNNに切り替えた。一〇日間の休暇は楽しかったし、娘が笑顔で園に戻っていったことはなによりだけれど、私もそろそろ頭を仕事モードに戻さなければならない。休暇の後片付けをしながらCNNを流してみたのはその手始めのつもりだった。もちろん久々に聴くナマ英語なんて、ただのBGM。意味もなく耳を素通りしていくのをそのままに、いまだ休日モードの頭の中は年末の旅行を振り返っていたりする。

年末、我が家では毎年恒例の一泊旅行をした。最近の娘のお気に入りは露天風呂。なんとかパークで顔全体が「わぁっ！」と弾けてくれていたのは、せいぜい中学校までのことだ。ここ数年は、なまじっかのパークや観光地では「それで……？」と面白くもなさそうな顔つきで、まるで親の方が付き合ってもらっている恰好になる。

前の年に、養護学校の高等部を卒業したのを機に「では、いっそ渋く大人バージョンの旅を」と露天風呂と海の幸の旅を企画してみたところ、これが大当たりだった。以来、我が家の旅行は露天風呂めぐりと決まった。その年末も、すっかり大人になった体を湯の中にゆらめかせて、娘はのびのびと満ち足りていた。

私にとっても、その旅行は久しぶりにくつろいだ時間だった。それまでの二年間は、ずっと頭のどこかに非常警報が鳴り続けていたのだ。当時日本で何が起こっていたかを振り返るには、コイズミ劇場・自民党の圧勝総選挙は二〇〇五年の秋のことだったと言うだけで十分だろう。二〇〇五年、二〇〇六年と、日本は吹き荒れるコイズミ改革の真っただ中にあった。娘のいる県立重症心身障害児施設も民営化の危機に直面した。最初から自立疎外法案だと悪名の高かった障害者自立支援法案は、ハラハラしながら見守っているうちに、郵政民営化と刺客騒ぎの陰に隠れ、すんなりと国会を通ってしまった。国会議事堂前に布団まで持ち込んで多くの障害者が抗議の座り込みをする姿はロクに報道されることもなく、ほとんどの国民が法案の存在すら知らない間に通ってしまったのだ。

弱い者に対する世間の風当たりが急速に強くなってきたことをひしひしと肌身に感じる二年間だった。子どもらのために親が守ってやれるものだけは……と、ずっと肩を怒らせて非常事態モードに入っていたつもりだったけれど、本当は急激に移り変わる世の中の動きを追いかけるだけで精一杯だったのかもしれない。

でも、それも、もう終わった。この春から娘の施設では新しい指定管理者制度での運営が始まる。障害者自立支援法も施行される。私も、そろそろ戦闘モードを解除して平穏な生活を取り戻そう――。

湯に揺らぐ娘の身体を夫婦が交代で支えながら、静かに深まっていく瀬戸の島々の陰影を眺めていると、やっと気持ちを切り替えることが出来た。こんな時代だからこそ、週末ごとに親子でのんびりとくつろぎ、時には無理のない旅行に出かける穏やかな生活が、かけがえのないものにも思えた。

そう、やっぱり旅行は次も露天風呂がいい。次はどこの温泉にいこうか……。とりとめのない頭は、正月気分から仕事モードに切り替わる気配すらなく、次の旅行に向かってさまよい出ていく。

――と、その時、右の耳から左の耳へと抜けていったCNNの人気キャスター、ポーラ・ザーンの声の一部が、一瞬遅れで頭の中に「重い障害のある女の子の体を小さなままに……」という意味を結んだ……ような……気が、した。が、もともと〝ながら〟で聞き流して意味がちゃんと分かるほどの英語耳ではないうえに、手元の水仕事と〝次の温泉〟との間でとりとめがなくなった頭には、ぴんとこなかった。一瞬だけ、頭の上っ面に「ん?」と引っかかったものの、ただの聴き間違いだろうと聞き流してしまった。

それが気のせいでも聴き間違いでもなかったと気づいたのは、何時間もの後、いっこうに切り替わらない頭と体を無理やりパソコンの前に据えた時だった。介護保険関係の雑誌の連載のために、いくつかの英語メディアに無料ニュースレターの配信を登録している。年末からのニュースレターが受信トレイにどっさり溜まり、そろそろ覚悟を決めて整理しなければならなかった。そこに、とんでもないニュースが待っていたのだ。

タイトルを見た瞬間、すぐに「あのCNN!」と繋がった。アメリカのメディアだけでなく、BBCやタイムズ紙のニュースレターでも同じ話題が届いていた。日本で言うところの重症心身障害児に対して、子宮と乳房芽を外科手術で摘出し、身長の伸びを抑えるためのホルモン大量療法が行われたというのだ。衝撃的なニュースだった。正月ボケが一気に吹っ飛んだ。

――でも、なんで……?・?・?

障害があろうとなかろうと、六歳の子どもの体から健康な臓器を摘出するなど、ついさっき最初の記事を読み始めるまで、私には想像すらできないことだった。これは、許されないはずのことではないのか。体中の細胞という細胞がザワザワするような強烈な違和感があった。なぜ、こんなことが……？

インターネット上で既に激化している論争を覗いてみると、頭がくらくらしそうになる。肯定する声が思いのほか多いのだ。しかし、これをＯＫだと主張する人たちの言うことが、いくら読んでみても、私にはどうしても分からない。

愛情からやったことだからＯＫなのか――。

親が決めたことだからＯＫなのか――。

未成年だから親が決めてＯＫなのか――。

重症障害児だから、ＯＫなのか――。

知的障害があるから、ＯＫなのか――。

全介助だから、ＯＫなのか――。

これらは、しかし、それぞれ一つずつ単独では、ＯＫとする十分な根拠にはならないはずだ。それなのに、こうした条件がいくつも集まったら、なんとなくＯＫになってしまうことの不思議――。

その不思議に、全身がざわめく。分からない。いくら記事を読んでも、論争を覗いても、納得できない。読めば読むほど、知れば知るほど、分からないことが増えていく。ザワザワが強くなっていく。

気がつくと、まるで何かにとり憑かれたように、何時間もパソコンにかじりついて検索を繰り返していた。最初に読んだ記事で見たアシュリーの大きな笑顔が、片時も頭から離れない。ウチの娘とほとんど同じ障害像をもつアシュリーの身に、いったい何が起きたのか。なぜ、こんなことが許されてしまったのか——？

私はその日から何日間も、パソコンの前に座り続けた。アシュリー事件との長い付き合いの始まりだった。

目次

第3部　アシュリー事件が意味するもの

第１部　アシュリー・Xのケース

1. アシュリー事件とは

これはアシュリーの尊厳の問題である。少なくともこの点については、彼女のケースを議論している人みな意見の一致するところのようだ。

二〇〇七年一月三日、激しい論争のきっかけとなったロサンジェルス・タイムズの記事[1)]は、冒頭で、こう書いた。記事のタイトルは「障害女児の背を伸ばさない決断を両親が釈明」。二〇〇四年に米国シアトル在住の重症重複障害のある女児（当時六歳）に対して行われた、子宮摘出と乳房芽の摘出およびホルモン大量投与による身長抑制療法を報じる記事だった。いずれも両親が希望し、病院内倫理委員会が承認して行われたものだという。子どもの名前はアシュリーとのみ明かされた。

このケースについては、前年二〇〇六年の秋に、シアトルこども病院の担当医ダニエル・ガンサーとダグラス・ディクマが米国小児科学会誌の論文で報告している[2)]のだが、その時には一部の専門家と障害者支援や権利擁護の関係者の間から批判の声が起こっただけだった。ところが、その批判に応える形で二〇〇七年元旦の深夜に両親がブログを立ち上げた[3]ことから、ロサンジェルス・タイムズを皮切りにメディアが次々に取り上げ、世界中で激しい論争が巻き起こる。

〝アシュリー療法〟論争

アシュリーに行われた一連の医療介入をセットにして〝アシュリー療法〟と名付けた両親は、そのブログで自分たちの決断の動機や意図を説明し、アシュリーだけではなく広く世の中の重症児に適用することを提案した。メディアは生命倫理学者の意見を次々に載せ、インターネットでもメディアの電子版のコメント欄や様々な団体や個人のブログで激しい賛否両論が交わされた。

障害者の人権擁護団体やフェミニズムの活動家らは猛抗議。Feminist Response in Disability Activism（FRIDA）[4]、Not Dead Yet[5]、ADAPT[6]、American Association of Intellectual and Developmental Disabilities（AAIDD）[7]、英国のScope[8]などが次々に行動を起こし、「調査を」、「尊厳を踏みにじる許しがたい暴挙」、「人を変えるな、制度を変えよ」と非難声明が相次ぐ。一一日にはシカゴの米国小児科学会本部の前でADAPTのメンバーら約二〇人が抗議行動を行い、学会に調査を求めた[9]。一七日にインターネット上に障害者コミュニティの連帯ページA Disability Community's Response to Ashley's Treatment[10]が立ち上げられ抗議声明が発表されると、米国内部だけでなく海外からも各種団体や個人が続々と署名に加わる。三月には米国自立生活センター協議会（ＮＣＩＬ）がワシントン州保健省に対して調査を求める書簡を送った。[11]

一方、「介護の大変さを知らない者に批判する資格はない」、「気持ちは分かる」、「子どもの医療については親のプライバシー権」などの擁護・容認や、「勇気ある英断」、「ここまでして家で世話をしたいという親の愛情に感動」など賛同・賛美の声も多かった。また「ウチの子にもやって」と、早速に名乗りを上げた障害児の親もあった。そして、そんな中に「気持ちはわかるけれど……」「自分はやらないけど、この親を責めることもできない」と、両義的なところで困惑する同じ立場の親や、重症児に関わっている専門職の声も混じっていた。

五月に入ると、ワシントン州の障害者の人権擁護団体　Washington Protection and Advocacy System（ＷＰＡＳ。現在は改称してDisability Rights Washington）が、一月六日から開始していた調査[12]を報告書[13]にまとめ、アシュリーに行われた子宮摘出は違法であると結論付けた。シアトルこども病院は八日、ＷＰＡＳと合同で記者会見を開き、公式に子宮摘出の違法性を認める。[14]院内の意思疎通が機能しなかったことによるミスだったと釈明。また病院はWPASとの間で、今後のセーフガードとして、いくつかの合意に達したとして、その内容がWPASの調査報告書[15]に明記された。

シアトルこども病院はその直後の五月一六日にシンポジウムを開いたが[16]、一般世論を巻き込んで過熱し沸騰するかのような〝アシュリー療法〟論争は、そのあたりを境に鎮静化していく。メディアの熱も急速に冷める。

九月末には、アシュリーのケースを担当し二〇〇六年の論文の主著者であった内分泌医のガンサーが自宅で自殺する[17]という衝撃的な事件もあったが、シアトルの新聞を除いては大きく報道されることはなかった。その後、もう一人の担当医ディクマがアシュリーのケースについて一般公開の講演を行ったり、二〇〇八年三月にはCNNがアシュリーの両親にメールでインタビューするなど、事件は時に大きな展開を見せるが、一部のメディアが取り上げただけで、もはや一般の興味を引くことはほとんどなかった。

■今なお続く論争

既に五年近くが経過した現在、直接的に重症児の問題と関わりを持たない多くの人にとって、あの論争は「そういえば、そんなこともあった」と記憶に残っている程度だろう。

しかし、実際には、この事件も論争も、まだ終わっていない。小児科医であると同時に生命倫理学者でもあるディクマらは、今なお講演を行い論文を書いて、〝成長抑制療法〟を広く重症児に広めるための画策を続けている。水面下ですでに一二人に行われたとする情報も父親からは誇らしげに明かされており、米国以外の国に波及している可能性も見え隠れする。二〇一〇年には、ディクマの所属するシアトルこども病院トルーマン・カッツ生命倫理センターが組織したワーキング・グループの名前で、重症児への成長抑制療法は倫理的だと強引に結論付ける論文が発表された。

そうした動きに対して、英語圏の様々な分野の学者、障害者の権利擁護団体や当事者らから粘り強く批判が行われ、バトルが繰り広げられてきた。メディアも世論も関心を失ってしまったかに見える現在、終わるどころか却って深刻さを増して、ますます先行きが懸念される事態が展開しているのではないかと私は気にかかっている。

二〇〇七年当初の論争すら、ろくに報道されることがなかった日本では、この事件については聞いたこともないという人がほとんどだろう。そんなトンデモな事件も論争も、海の向こうの出来事で、日本の我々には関係がないと考える人も多いかもしれない。しかし、本当にそうだろうか。

二〇〇七年に初めてアシュリーに行われたことを知って衝撃を受け、夢中になって関連記事を読んだ時に、私は担当医やアシュリーの父親の発言の行間から「どうせ」という言葉が不快な響きを伴って頻繁に立ち上ってくるのが聞こえるような気がした。そして、この「どうせ」は、その後、遺伝子診断や障害のある新生児の医療を巡る議論、自殺幇助や慈悲殺についての英語圏の議論を知るにつけ、そこでも聞こえてくることに驚いた。

生まれてきても、どうせ障害児……。救命できたとしても所詮は重症障害児……。障害のあるまま生きていくくらいなら、いっそ死んだ方が……。英語圏の医療を巡る議論の中で、障害のある生をＱＯＬが低すぎて生きるに値しないとみなし、「どうせ」価値なきものとして切り捨てる動きは、〝アシュリー療法〟論争からの五年間でどんどん加速してきた。「社会的コスト」を持ち出しての議論も日を追って露骨になってきている。アシュリー事件の当初、「優生思想のよみがえりだ」という批判があったが、その批判が、今ではアシュリー事件を超えて英語圏の医療全般に当てはまろうとしているのではないかと、私は日々のニュースを読みながら不気味に感じている。

■Ｐ・シンガー「犬や猫にだって尊厳認めない」

動物の権利擁護、先鋭的な功利主義、障害のある新生児の安楽死擁護論で有名な生命倫理学者ピーター・シンガーは二〇〇七年一月二六日にニューヨークタイムズ紙に寄稿[18)]し、「人間の乳児よりも知的機能の高い犬や猫にだって我々は尊厳を認めない」のだから、尊厳を持ち出して重症児の最善の利益にかなう治療を邪魔立てするなと、〝アシュリー療法〟批判に対する批判を展開した。

ロサンジェルス・タイムズ紙の記者は、その点だけは誰もが疑わないものだと信じていたのだろう。私も一月五日に初めてアシュリーのことを知った時には、タイムズの記者と同じ気持ちだった。しかし、この記事が火をつけた論争の片側から起こってきたのは、耳を疑うような主張だったのだ。「アシュリーは重症児だから、これは尊厳の問題ではない」と。

重症障害のある人は、その他の人とは違う。重症障害のある人は、その他の人と同じ尊厳には値しない——。そういって線を引く論理がアシュリー療法の正当化には通底している。

翻って日本でも、障害児・者を「どうせ」と見下し、そこに線を引いて、障害のある生を生きるに値しないと切り捨てようとする風潮は、じわじわと広がりつつあるのではないのだろうか。二〇〇七年初頭の〝アシュリー療法〟論争は、そうした世の中の変化のトバロで起きた、きわめて象徴的な論争だったと私は考えている。アシュリー事件は、決して日本の私たちには関係のない海の向こうの事件ではない。むしろ、今の日本の私たちが、この時代が向かっていこうとしている先の方向を正しく見据えるために、多くの指針を与えてくれる事件ではないだろうか。

そして何より、アシュリー事件は、まだ終わっていない――。

■注

1) http://articles.latimes.com/2007/jan/03/nation/na-stunt3

2) Attenuating Growth in Children With Profound Developmental Disability
A New Approach to an Old Dilemma
Daniel F. Gunther, MD, MA; Douglas S. Diekema, MD, MPH
Arch Pediatr Adolesc Med. 2006;160:1013-1017
http://archpedi.ama-assn.org/cgi/content/full/160/10/1013

3) http://ashleytreatment.spaces.live.com/blog/

4) http://www.katrinadisability.info/statements.html#frida

5) http://www.notdeadyet.org/docs/Growth_AttenuationPR0107.html

6) http://dread1mynproductions.com/rablog/2007/03/06/adapts-reaction-to-the-ashley-treatment/

7) http://aaidd.org/content_173.cfm?navID=58

8) http://www.scope.org.uk/news/scope-appoints-chief-executive

9) http://www.dimenet.com/hotnews/archive.php?mode=A&id=6076;&sort=D

10) http://www.katrinadisability.info/ashley.html

11) http://www.ncil.org/news/AshleyX.html

12) http://www.dredf.org/news/wpas.shtml

13) Investigative Report Regarding the "Ashley Treatment"
http://unipd-centrodirittiumani.it/public/docs/Carlson_Dorfman_2007.pdf
http://blogs.yahoo.co.jp/spitzibara/8133946.html
http://blogs.yahoo.co.jp/spitzibara/8134467.html

http://blogs.yahoo.co.jp/spitzibara/8135223.html

14）Growth Attenuation Press Conference
http://www.seattlechildrens.org/media/press-release/2007/05/002039/

15）前掲13）に同じ

16）The Ethical and Policy Implications of Limiting Growth in Children with Severe Disabilities
http://www.seattlechildrens.org/research/initiatives/bioethics/events/limiting-growth-children-disabilities/

17）http://www.seattlepi.com/default/article/Death-of-physician-in-Pillow-Angel-case-is-1252165.php
詳細は拙ブログ「Gunther 医師の死」の書庫に。

18）http://www.nytimes.com/2007/01/26/opinion/26iht-edsinger.4356144.html?_r=1

2. アシュリーに何が行われたのか

二〇〇四年にアシュリーには何が行われたのか。それを説明するには、極めてシンプルなものと複雑なものと、二つのヴァージョンがある。

前者のシンプルな説明では、アシュリーに行われたことは三つで、子宮摘出、乳房摘出、そして成長抑制。そこに開腹ついでに行われた盲腸摘出を加えて四つにする人もいるかもしれない。三つであれ四つであれ、このシンプルなヴァージョンを元にこの事件を考えたり論じている人は、思いのほか多い。中には「成長抑制は手術で行われた」と思いこんでいる人もいる。その手術が具体的にどんなものだとイメージされているのかを想像すると、なにやらおどろおどろしいが、それでも「手術による成長抑制が行われた」と思い込んでいる人が平気で「成長抑制に賛成」と言っていたりもする。

実際には、外科手術で行われたのは子宮と乳房の摘出のみで、成長抑制はエストロゲンの大量投与によって行われた。エストロゲンは、更年期前後の女性にとっては、馴染みのある名前だろう。数年前まで、日本でも更年期の女性を対象に広く行われていたホルモン補充療法で使われる女性ホルモンである。骨粗しょう症の予防に、また、みずみずしいお肌を維持するために、などとも言われて、大流行した。二〇〇二年に乳がんと血栓症のリスクが効果を上回ることが指摘され、NIH（米国国立衛生研究所）の大規模臨床実験が中止となるや、米国でこの療法を受ける女性は一気に半減したと言われる。現在も米国ではこの治療で乳がんや子宮がんになったと訴える女性からの訴訟が数多く進行している。[1)]

ちなみに、アシュリーのような寝たきりの重症障害児は体を動かすことが少ないために、もともと血栓症リスクは通常よりも高い。

■事実関係の確認

「アシュリーという名前の重症障害児に成長抑制が行われた」というシンプルなヴァージョンでは「成長抑制に賛成か否か」「重症児への成長抑制の倫理性は？」といった問題を語るには、とうてい十分ではないことがお分かりいただけると思う。「アシュリーに何が行われたのか」を把握するためには、複雑なヴァージョンによって、それら一つ一つの医療介入でいったい何が行われたのか、詳細な事実関係を確認していく必要がある。

しかし、それがこの事件で際立っている特徴のひとつでもあるのだけれど、それら医療介入それぞれの詳細を把握しようと思うと、なかなか簡単ではない。なにしろ、この事件、情報量が恐ろしく多い。多いだけでなく、医学的な専門用語を含んで素人には分かりにくい部分が多々ある。また、上記三つの医療介入がセットで論じられているかと思うと、一つ一つの介入がバラバラに論じられたりと、話の進め方も錯綜している。他にもそれやこれやと要因があって、論争当初からメディアの報道には誤情報が数多く含まれていた。

私も二〇〇七年当初、事件のことを知ろうとインターネットで調べてみた時に、情報の混乱にほとほと閉口した。メディアの情報があまりにも錯綜しているために、記事を読めば読むほど頭が混乱してしまうのだ。

そこで、私はメディアの記事から頭に詰め込まれた情報の断片をいったん白紙にリセットし、資料を二〇〇六年のガンサー&ディクマ論文と、二〇〇七年元旦に立ち上げられた両親のブログ、[2)] そしてメディアでの主治医らと父親の発言という、いわば〃第一次資料〃だけに絞ることに決めた。そして、それらを読みこむことによって、「アシュリーに何が行われたのか」「それは、どういう理由と目的で行われたのか」「アシュリーはどのような子どもなのか」の三点について、まず事実関係を正確に把握することを試みた。すると、その作業から見えてきたのは、驚いたことに、当事者らの発言内容そのものが頻繁に矛盾している事実――。メディアの情報が混乱するのは当然なのだった。その発見は後に、この事件にはまだ表に出ていない実相が隠されているのではないかとの、思いがけず大きな疑問へと繋がっていくのだが、それはともかく、アシュリーに行われたことの事実関係を正確に知るためには、私が当時やったのと同じく、主治医らの論文と親のブログ、彼らのメディアでの発言のみに資料を限定して、それらを読み込んでいくのが一番の早道のように思う。

二〇〇四年、アシュリーには一体何が行われたのか。

両親のブログに、それが単純明快に箇条書きにされた個所がある。「以下の三つのゴールを達成することにより、大人になったアシュリーのQOLを大きく向上させることができることは明らか」として、以下の三点が箇条書きされている。アシュリーに「何が行われたか」を明確にするために、その部分に傍線を引いてみた。

①エストロゲン大量投与療法により最終身長を制限すること。
②子宮摘出術により、生理と生理痛を取り除くこと。
③初期の乳房芽の摘出により、乳房の生育を制限すること。

■子宮・乳房芽と盲腸の摘出

②と③の子宮と乳房芽の摘出は、二〇〇四年七月にシアトルこども病院で一回の手術で行われた。よく卵巣も一緒に摘出されたと誤解されているが、摘出されたのは子宮のみ。卵巣は残されている。したがってアシュリーのホルモンは今後も正常に生成される。

子宮と乳房芽の摘出手術の際には、盲腸も切除されている。もちろん、子宮や乳房と同じく、盲腸にも健康上の問題があったわけではない。一般に五％の確率で炎症が起きるが、盲腸炎になってもアシュリーには苦痛を訴える術がないというのが、その理由。開腹したついでに、ということだったのだろう。

両親のブログによると、摘出された〝乳房芽〟は、乳首の横のアーモンド大の皮下組織。その中には乳腺が含まれるが、乳輪と乳首はそのまま残された。乳首がえぐり取られたかのように誤解している人がいるが、乳首は残されている。

ところで乳房芽（breast bud）という用語だが、初めて見たという人が多いのではないだろうか。budとは植物などが芽吹く時の芽のことなので、文字通り訳すと〝乳房芽〟。しかし手元のステッドマン医学大辞典にこの用語は存在しない。発達小児科医を含む知り合いの医師の何人かにも聞いてみたが、みんな口をそろえて「そんな言葉は聞いたこともない」という。それもそのはずだ。breast budは医学用語ではなく、まだ発達していない小さな乳房のことを英語で呼び習わしている一般名詞にすぎない。

しかし、それなら、アシュリーに行われたことは、医学的には「未発達の乳房の摘出」ではないのか、という疑問が生じてこないだろうか。乳房摘出は英語ではmastectomyという。こちらは医学用語である。父親の「乳首の横にアーモンド大のbreast budと呼ばれる組織があって、それを取り除くと乳房は発達しない」という主張は、医学的にどれほど裏付けのあるものなのか。breast budを摘出することと、mastectomyとは医学的にどう違うのか。それがbreast budだと父親が主張するアーモンド大の皮下組織を摘出することによって、本当に乳房の発達は止まるのか。その効果は医学的に検証されているのか。などなど、〝乳房芽〟の摘出については最も疑問が多く、それだけに批判が多かった点でもある。〝乳房芽〟の摘出を巡る疑問については、また後に経緯の中で触れる。

■エストロゲン大量投与による身長抑制

父親のブログのリストでは最初にあげられているが、①のエストロゲン大量投与療法は、実際には手術からの回復を待って、最後に実施された。エストロゲン大量投与療法とは、どういうものだろうか。ガンサーとディクマの論文は概ね次にように説明している。

骨の先端に骨端線という部分がある。この骨端線部分が延びることによって我々の背は伸びる。ところが骨端線はあるところまで成熟するとそれ以上は伸びなくなる性質を持っている。我々の身長の伸びが一定の年齢で止まるのは、骨端線が成熟しきって伸びなくなるためだ。

エストロゲンを大量に投与すると、骨端線の成熟が促され、背が伸びるメカニズムの進行を〝早送り〟することができる。それによってアシュリーの身長の伸びを早々と〝あがり〟に至らせることで、最終的な身長を抑制しようというのが、ここで行われた成長抑制療法のコンセプト。ただし、エストロゲンの大量投与が骨端線の成熟を促して成長を抑制するメカニズム自体は、まだ解明されていない。

アシュリーへのエストロゲンの投与量は一日四〇〇マイクログラム。パッチで行われ、パッチは三日ごとに取り換えられた。期間は、二〇〇四年七月の手術の一ヶ月後から約二年半。その間は三ヶ月ごとに身長と体重、骨年齢、女性ホルモンのレベルや血栓症リスクなどをチェックした。副作用は見られず、ホルモン療法は順調に進んだ。ホルモンを投与しなかった場合に比べて身長を二〇％、体重を四〇％減じる効果が期待されるという。

両親のブログによると、二〇〇七年正月現在のアシュリーは九歳半の女児の平均身長に近い四フィート五インチ（約一三五センチ）であり、骨年齢は一五歳。これは骨端線の伸びが無事に〝早送り〟されたことを意味する。それにより身長の伸びは既にほぼ九九％達成されたことになり、これ以上は伸びないと予想されるとのこと。

「もっと早くにこの療法を開始していたら、アシュリーへのメリットはもっと大きかっただろう」と、父親はちょっと残念そうに書いている。なお、両親のブログには「アシュリーのママとパパ著」と書かれているが、実際に書いたのは父親とされる。

このようなホルモン療法による身長のコントロールは、かつて米国で四〇年代から七〇年代の終わりにかけて、背の高い女の子たちに行われたことがあった。結婚して家庭に入り子どもを産むことが女性の仕事という社会通念が根強かった時代には、背の高い女性は男性から見て魅力的でないと考えられた。背の高い少女が婚期を逃すことを恐れた親たちに望まれ、七〇年代にピークを迎える。しかし、その後、副作用、特に発がん性と血栓症リスクが指摘され、ジェンダー意識を巡る社会変化とともに廃れていった[3)]。

医師らの論文も両親のブログも共に、この前例に触れている。ただし、医師らの論文はどちらかというと副作用を否定する資料として言及している。当時の症例から吐き気、頭痛、体重増加などの副作用が報告されているが、いずれも軽いものばかりだったというのだ。しかし一方で、アシュリーのような低年齢の子どもに行われた前例はないので、低年齢では効果も副作用も「合理的に推測する以外にはない」「確実なアセスメントは困難である」ことを認める。結論部分では「目新しく、未だ検証されていない医療介入（a novel, untested medical intervention）のリスクと不確実さを親には十分に説明しなければならない」とも注記した。

しかしディクマは、論争さなかの二〇〇七年一月一一日、CNNのインタビュー[4]では、エストロゲンの血栓症リスクは経口避妊薬と似たようなもので、「多くの成人女性が避妊のために喜んで引き受ける程度のリスクですよ。アシュリーのケースでは、背が低いことから得られる可能性のあるメリットによって、血栓症のリスクは正当化されると結論されたのです」と語った。前年秋の論文段階で考慮されていた年齢差がここでは無視されている。論文では見られたリスクへの慎重な姿勢も消えている。さらに、この後、ディクマは一貫して「リスクはほとんどない」と主張し続ける。

それはちょうど、論文では施設内審査委員会（IRB）の研究プロトコル[5]まで持ち出すほどセーフガードの必要を繰り返し強調していた二人の著者が、ほんの数ヵ月後に激しい論争の中でメディアに登場した際には、セーフガードの必要を語らなくなったこととも重なっている。

■「成長抑制」と〝アシュリー療法〟

「成長抑制 growth attenuation 療法」の内容については、マスメディアの報道の中にも、それに続く論争に加わった人たちの中にも誤解があった。ディクマは一月一一日のCNNのインタビューと翌一二日の「ラリー・キング・ライブ」[6]で次のように述べている。

「アシュリーはクラスメイトと同じレベルで成熟しますよ。顔を見れば、年齢相応に年をとっていきます。別に外見を変えるためにやったことじゃないんです。本来なら伸びたであろう最終的な背丈よりも低くしただけです」

「永遠に子どものままにしたわけじゃありません。一五歳の時には一五歳の外見、三三歳になれば三三歳の外見でしょう。生理がなくて胸が大きくならない。それ以外は(他の人と同じように発達しますよ」

このディクマの発言に、ちょっと驚いた人もあるかもしれない。実は私も「え?」と思った一人だった。それまでは、私も「成長」という言葉に引きずられて、成長・発達が全面的に止められてしまったようなイメージが先行していたため、ちょっと意表を突かれた。

が、改めて処置の内容を冷静に振り返ってみると、確かにその通りだ。背の伸びは抑制されたが、アシュリーは年齢相応に成熟を続ける。先に述べたように卵巣は残っているので、年齢に応じたホルモンも卵巣で生成されるのだ。六歳のアシュリーにエストロゲンの大量投与を通じて行われたのは、厳密に言えば、「成長抑制」というよりも、むしろ先に挙げたリストで親のブログが書いていたように「身長抑制」と捉えるべきものである。

もっとも、エストロゲン大量投与による身長抑制を別にしても、子宮が摘出されたことによって生理がなく、乳房芽摘出によって大人の乳房にならないという意味では、アシュリーは「女性としての成長発達を抑制された」と考えることもできる。実際、後にこの事件で調査に入り報告書をまとめたワシントン州の障害者の人権擁護団体WPASは、その考え方に立ち、これら三つの医療介入のいずれも成長を抑制する医療介入と捉えた。

この点が、また、議論を複雑にしてしまう要因の一つでもあるのだが、「成長抑制 growth attenuation」という表現は、人によって、また場面や文脈によって、エストロゲン大量投与による身長抑制のことを指して使われているかと思うと、WPASのように子宮摘出や乳房芽の摘出も「重症児の自然な成長を抑制しようとする狙いで行われる医療」であると捉えて、いずれも成長抑制に当たると捉える立場もある。また三つの医療介入を一つのセットとして行うものとして「成長抑制」と称されることもある。さらに、これらが同じ人によって場面により使い分けられている、ということもあって、本当にまぎらわしい。

しかし、他の人がどうであれ、アシュリーの父親が「成長抑制」という場合だけは、必ず①のエストロゲン大量投与による身長抑制のことのみを指す。①から③まで全部をセットにして行うことについては、そのセットに対して、彼らは〝アシュリー療法 Ashley Treatment〟と別の名前を付けているからだ。「成長抑制は〝アシュリー療法〟の一部に過ぎません」とブログでもわざわざ断っているように、三つのうちでいずれかが特に重要だということはなく、これらをセットにして重症児に行うことでQOLを高められる。それがアシュリーの父親の主張。だからこそ、〝アシュリー療法〟の三点セットを広く世の中に普及して、重症児と家族を支援しようと彼は力を入れているのである。

批判的な立場に立つ人はこのネーミングを受け入れることにも抵抗を感じているが、右のような「成長抑制」という用語の紛らわしさを避けるには、両親が使っている用語によって区別することが最も明確かつ簡便なので、引用符をつけ〝アシュリー療法〟を使う人が多い。引用符によって「考案者である両親がそう呼んでいて、世の中にもそういう呼び方で広めていこうとしている、いわゆるアシュリー療法」という意味を付加する。本書でも、エストロゲンによる身長抑制を「エストロゲン療法による身長抑制(または成長抑制)」とし、アシュリーに行われた医療介入のすべてを総称する際には〝アシュリー療法〟を使用するのを基本とする。

■注

1）http://www.nytimes.com/2009/12/13/business/13drug.html?_r=3&th&emc=th
http://blogs.yahoo.co.jp/spitzibara/57469083.html

2）両親がブログを立ち上げた日にちを一月二日とする新聞記事もあるが、父親に電話で取材して第一報を打ったLA Timesは元旦の深夜としている。ブログの内容は立ち上げ当時から、細かい部分で手直しが行われているのだが、ここでは私がプリントアウトして資料としてその後も参照してきた二〇〇七年一月七日アップデイト段階の内容を用いている。現在のブログの文面とはかなり異なっているが、ＷＰＡＳの報告書が同じく一月七日アップデイト段階の全文を資料として添付しているので、参照されたい。

3）ロサンジェルスタイムズは二〇〇七年一月一三日に、アシュリー事件と関連付けてホルモン療法に関する記事を掲載した。
http://articles.latimes.com/2007/jan/15/health/he-staturegirls15
また過去の背の高い女児への身長抑制の詳細については、ガンサー&ディクマ論文が掲載された小児科学会誌の同じ号で、以下の論文が振り返っている。
"Tall Girls: the Social Shaping of a Medical Therapy"
Joyce M. Lee, MD, MPH ; Joel D. Howell, MD, PhD
この論文に関する拙ブログエントリーは　http://blogs.yahoo.co.jp/spitzibara/7752320.html
なお現在では、むしろ背の低い男児に、成長ホルモンを投与して背を高くすることが一般に行われている。その療法には、少年の胸が乳房のように膨らんでくるという副作用があるため、アシュリーの親のブログは、そういう少年にもホルモン療法の前にアシュリーのように乳房芽を摘出して副作用の予防とすればよいと提言している。

4）http://edition.cnn.com/2007/HEALTH/01/11/ashley.ethicist/index.html

5）施設内審査委員会（ＩＲＢ）は法的に設置が義務付けられた機関で、連邦政府管轄の医学研究・医療施設での臨床実験の対象となる人の人権保護や倫理上の審査を含む治験実施要綱の全体的審査を行う機関。それに対して病院内倫理委員会は日常の医療の中で出てくる倫理問題を扱う趣旨のもので、その設置は奨励されているにとどまる。実施状況も活動の質・内容にもバラつきがあることが、以下の論文で指摘されている。
http://www.informaworld.com/smpp/content~db=all?content=10.1080/15265160601109085

6）http://transcripts.cnn.com/TRANSCRIPTS/0701/12/lkl.01.html

3. 〝アシュリー療法〟の理由と目的

■主治医論文は「在宅介護のため」

これらの医療介入は、なぜ、行われたのだろうか。

主治医らの論文では理由に関する記述は非常に少ない。

内分泌医の初診時点で(論文には、これがいつなのか書かれていないが、両親のブログの記述からは二〇〇四年の初頭から早春と推測される)六歳当時のアシュリーには陰毛が生え、胸が大きくなり始めていた。背もそれまでの半年で、本来の背の高さの五〇%から七五%にまで伸びている。そうした「急速な成長と思春期の始まりに、両親は将来への不安を覚えて」いた。このままの成長が続いたら、ずっと家で世話をしてやりたいと願っているにも関わらず、「最後には〝赤の他人の手に託す〟しかなくなるのではないかと両親は案じていた。また思春期の健康上の問題、特にメンスの始まりについても心配していた」。アシュリーの個別ケースにおいて、親が成長抑制の処置を希望した理由について、論文が書いているのはこれだけだ。

一方、著者らは冒頭部分では、米国小児科学会が施設で暮らす障害児の人数を削減する数値目標を立てたことから話を起こし、続いて特に重症児の介護では子どもの成長と共に大きくなる親への負担について述べる。そうしてアシュリーの症例を報告しつつ、全体としての構成は、親の介護負担を軽減し、子どもたちが施設入所することなく在宅でケアを受け続けるための方策として、成長抑制療法を提案するものとなっている。論文タイトルは「重症障害のある子どもたちにおける成長抑制」。副題は「古い（昔からの）ジレンマへの新たなアプローチ」。読者は、重症児の在宅介護を可能にする選択肢としてエストロゲン大量投与による成長抑制療法を提案する主旨の論文として読むだろう。

世の中に最初に登場したのは、この医学論文だった。その数ヵ月後に父親のブログ立ち上げでメディア報道が一気に過熱した際も、多くのメディアは事件の概要を知るために、この論文に当たった。そして「施設に預けず、いつまでも自宅で介護するため」に親が望んだことだと、論文が示唆する通りを繰り返した。そのため、今なお、アシュリーに行われたホルモン療法の目的を、いつまでも家で介護してやりたかったからだと誤解している人は米国内でもたいへん多い。

しかし、アシュリーの父親に言わせると、それは大きな誤解なのだ。前章で両親が箇条書きにしていた個所を思い出してもらいたい。そこには「大人になったアシュリーのQO

Lを向上させる」と書かれている。親がホルモン療法による身長抑制のみならず、子宮と〝乳房芽〟の摘出を望んだ理由は、実は「いつまでも家で介護を続けるため」ではなかった。

多くの人が、アシュリーの両親と主治医とを無意識に「事件の当事者」としてひとくくりに捉え、彼らが同じ考えに基づいて同じことを主張していると思いこむが、実は、主治医らの論文と父親が書いたブログの内容は、非常に多くの点で喰いちがっている。最も大きく喰いちがっているのが、理由と目的である。互いに喰いちがっているだけでなく、医師らの論文が挙げた「家で介護し続けるため」という理由を、親のブログは繰り返し、明確に否定している。

両親は、娘が将来どんなに重くなったとしても、たとえ一五〇キロの体重になったとしても、他人に託すようなことはせず、ずっと家族で介護を続ける覚悟だった。自分たちにはハナから在宅介護以外の選択肢はありえないのだから、ありえない「在宅介護の期限」を延ばそうと考えることもありないではないか。だから、そんなことは理由ではない。そういって、親のブログは娘の主治医らの論文の主張を、繰り返し否定するのである。

■親のブログは「本人のQOLのため」

両親が〝アシュリー療法〟を考案した目的とは、重い障害を持ち、身体の成長と共にできにくいことが増えていく娘のＱＯＬ（生活の質）を維持向上させてやること。ひとえに、その一点だった。二〇〇七年一月五日の英国の新聞デイリー・メール[1]の電話インタビューで、父親は次のように語っている。

「アシュリーが困難な人生を引き当ててしまった以上、愛情ある親として、また介護者として、せめて私たちにしてやれるのは、娘の生活の質を最大限に高めるべく力を尽くすことなのです」

夫婦は、そのために、あれこれと調べものをして、これら三つの医療介入を思いついた。一旦思いついた後になって付随的なメリットがいくつかあることに気付いた。だから、それらも一応メリットとして挙げてはいる。しかし、そんなのは本筋ではない。

主治医らが言うように、家で介護できる期間を延ばすためにしたことでもなければ、そのために親の介護負担を軽減したかったわけでもない。ひとえに重い障害のある娘のＱＯＬを維持向上させる手段として、〃アシュリー療法〃を思いつき、あれこれとリサーチを行った上で、医師に要望した、と両親は説明する。そして、それを証明してみせようとするかのように、理由とメリットについて微に入り細に渡って詳しく説明している。その熱心さは、長文のブログを立ち上げた目的そのものが、医師らの論文から生じたこの一点の誤解を解くためだったかとすら思われるほどである。わざわざゴシック体にして、その点を強調している一節で、父親は以下のように書いている。

この療法について広く見られる基本的な誤解は、介護者の便宜を意図したものだというものです。そうではなくて、主な目的はアシュリーのQOLを改善することです。アシュリーの最も大きな課題は不快と退屈なのですから。この中心的な課題に比べると、この議論の中のそれ以外の問題はたいしたものではありません。〝アシュリー療法〟はずばりこれらの課題に対応するもので、それによってこの二つの課題が大きく緩和され、アシュリーに生涯にわたってメリットをもたらすと我々は強く信じています。

ほとんどの人が考えているのとは異なり、〝アシュリー療法〟をやろうというのは難しい決断ではありませんでした。生理痛がなくて、発達しきった大きな乳房からくる不快がなくて、常に横になっているのによりふさわしく、移動もさせてもらいやすい、小さくて軽い体の方が、アシュリーは肉体的にはるかに快適でしょう。

アシュリーの体が小さく軽いことによって、家族のイベントや行事にも参加させやすくなりますし、そうした機会はアシュリーに必要な安楽、親密さ、安心感と愛情を与えてくれるものです。たとえば食事の時間、ドライブ、触れてもらったり、抱いて甘えさせてもらったり、といったことなど。赤ちゃんというのはだいたい、目を覚ましている時には家族のいる同じ部屋においてもらって、家族のすることを見たり聞いたりしてはそれに注意を引かれ、それを楽しんでいます。このように、アシュリーのニーズはすべて赤ちゃんと同じニーズです。遊んでもらったり、家族に関わってもらうことも必要だし、またアシュリーは家族の声を聞くと落ち着きます。さらに、アシュリーの精神年齢を考えると、完全に成熟した女性の体よりも九歳半の体のほうがふさわしいし、より尊厳があるのです。

■身長抑制の理由と目的

前の章で引用した箇条書きの直後には、それぞれの処置について父親が考えるメリットが詳細に説明されている。

エストロゲン大量投与による身長抑制を望んだ理由として、先ず述べられているのは、現在のアシュリーの体重六五ポンド（約三四キロ）は、両親が抱え挙げられる限界に近いということ。先に述べたようにこの処置でアシュリーの最終身長は二〇％抑制されると期待されているのだが、それは体重換算すると五〇ポンド（約二二キロ）に当たる。現在の体重に、今後その五〇ポンドが追加されるのとされないのとでは状況がまるきり違う。さらに、両親以外に二人の祖母が介護を手伝っているが、祖母らにとってアシュリーの体重は両親以上の負担である。探してはみたが、「有資格者で、信頼するに足り、なおかつ経済的にまかなえる範囲の介護者を見つけることは不可能である」[2)]とも書かれている。

ここで父親の説明は介護者の負担軽減に触れているように思えなくもないし、実際に重症障害のある人の介護では、介護される人の利益と介護する人の利益は部分的に重なっているのも事実だ。しかし、父親がここに書いていることの意図は、もちろん、自分たち介護者がラクをしたいためにアシュリーの身長を抑制したいという意味ではない。ベッドからバギーへ、バギーからベッドへと、現在の状態なら介護者一人で抱え上げられるが、この先もっと大きくなったとすると、二人がかりで抱えあげたり、リフトなどの器具を使う必要が生じてくる。リフトで吊り上げられて運ばれるのは人間的ではない、家族の腕に抱かれて移動させてもらう方が人間的だ、との主張である。

身体が小さいままなら、アシュリーも直接家族の腕で抱いて移動させてもらえるし、一日中寝たままテレビを見ているよりも旅行や家族行事にも参加しやすい。また体を頻繁に動かしてもらえれば、血行がよくなり消化器の機能も活発になる。体が伸びて関節も柔軟になる。

さらに子どもサイズの体であることの現実的な利点として箇条書きで挙げられているの

は、以下の二点。

①座位がとれない子どもなので、通常サイズの浴槽で入浴させるのは今が限界であり、このまま背が伸びたら入浴方法を考え直さなければならない。

②アシュリーは横になっている方がラクなので、家の中の移動には双子用のベビーカーを改造し、そこに横にならせて使用しているが、このベビーカーの体重制限が限界にきている。

特に③としてナンバーを打たれてはいないが「最近になって、ある医師から聞いた」付随的なメリット[3)]として、体が小さい方が辱そう、肺炎、膀胱炎など感染症のリスクが低下することが付け加えられている。体が小さくて頻繁に動かしてもらえると、それだけ血行がよくなるため、感染症リスクが低下する。

■子宮と乳房芽摘出の理由と目的

このように、両親のブログは非常に詳細かつ単純明快。文章もシャープだ。それが特に際立っているのは、二つ目の子宮摘出の目的を説明する個所だろう。この部分は、ほんの数行で終わっている。

まず「子宮摘出術による生理の不快回避」と目的を明示する。それに続いて「子どもを産むことはないので、アシュリーには子宮は必要ありません」。重症障害のあるアシュリーに子宮は無用。無用の子宮があるために生理の不快が出てくるなら、とってしまえばいい。父親にとって、アシュリーの子宮摘出は、単純明快に、ただそれだけの話なのである。

子宮摘出を決めた後で「ついてきた追加のメリット」として、「障害女性に対するレイプは実際に起こっているので妊娠の可能性をなくすこと」と、子宮がんやその他、「年齢とともに起こってくる女性特有のつらい症状も取り除くこと」の二点が挙げられているが、これらはあくまでも付随的なメリットであって、本来の目的でも理由でもない。

乳房芽摘出のメリットについても、説明はいたって簡潔だ。ここでも冒頭、「授乳するということがないので、アシュリーには発達した乳房は必要ありません。また、そういう乳房の存在はアシュリーにとっては不快の元でしかありません」。

アシュリーは六歳で既に乳房が膨らみ始めていた。両親それぞれに胸の大きな女性が多い家系であることを考えると、アシュリーもいわゆる巨乳になることが予想されるが、そんな巨乳は、横になって過ごすことの多い彼女には不快なだけだし、車椅子やシャワーチェアに座る時に姿勢保持や安全のために胸の位置にベルトを締める際にも「乳房は邪魔になる」。主要な理由は、ここでも単純明快に、それだけだ。

乳房芽摘出の付随的なメリットとして挙げられているのは、

①繊維のう胞ができやすい家系なので、将来つらい繊維のう胞が起きて手術をしなければならなくなることを予防する。

②家系に乳がんの人がいるので、乳がんの予防。

③移動したり体を動かす際に介護者が体に触れるので、大きな胸は介護者に対してアシュリーを〝性的な存在にする〟可能性がある。

■基本は「用がない」それから「グロテスク」

子宮摘出についても乳房芽摘出についても、「もともと重症児だから用がない」ことが真っ先に指摘されている点が興味深い。その他の子どもには用があるものでも、重症児には用がないというところから話がスタートしている。障害がなくて何かの役に立つなら話が別だが、重い障害のために「用がない」。あってもメリットがなく、ない方にメリットがある。それがこんなにも明白なのであれば、とってしまっても構わないし、むしろ、とってしまう方が本人の利益であり、合理的である――。こんなふうに展開される、子宮と乳房芽の摘出を正当化する論理は実のところ、身長抑制の正当化にも通じている。赤ちゃんと同じニーズしか持たないアシュリーには、家族を超えた社会生活の可能性も、その必要もないのだから、大人と同じ背丈には「用がない」。そのことが繰り返し語られる。この点は、親のブログも、医師らも同じだった。

ディクマは一月一一日のCNNのインタビューで以下のように語っている。

「倫理委にとって理解が難しかったのは、こういうことをした場合に小さな女の子にとってどのようなトラブルがありうるかという点です。例えば背が今より一二インチ低かったとして、アシュリーのような子どもが、それを気に病みますか? 結論としては、生涯歩くことも話すこともできないアシュリーのような状態では、背の高さにはほとんど価値がないということです。アシュリーのように障害が重い幼い女の子には、こういうことが他の人とは異なった意味を持つので、倫理委はその異なった意味を考えなければならなかったのです」

「もしも校庭を走り回っているような少女だったら、私は懸念したでしょうね。アシュリーはいつも座っているし、そういう高さでしか人と関わることがないのだから、同年齢の子どもと比べて背が低くても、最終的には大した違いはないと思います」

重症の知的障害のある重症児にとって、年齢相応の身長から受ける社会的なメリットはないのだから、背が高いことには用がない。用がなく、利益がないのだから、抑制することに問題はない。それによってＱＯＬが下がって不利益をもたらすのならば、身長を抑制してもよいし、むしろ、それを重症児のＱＯＬを上げる効果的な方法として取り入れることこそ合理的である――。

これがエストロゲン大量投与による重症児の身長抑制の論理である。

このように、具体的な理由や目的は、それぞれの医療介入ごとに異なっているように見えるが、その正当化の基盤にある論理は一つだ。その意味で、両親がこれら三つをセットにして〝アシュリー療法〟と名付け、あくまでもセットして考えようとすることには一貫性があると言える。同時に、もしも重い障害を持った人には「用のないもの」を探し出して、同じ論理を当てはめていくならば、〝アシュリー療法〟にはさらに別の医療介入が追加されていく可能性、さらに重症重複障害児だけでなく、他の障害児・者にも広げられていく可能性がある、とも言えるのではないだろうか。[4)]

実は、もう一つ、両親のブログが挙げている「重症障害のある女性が大人の身体になること」のデメリットがある。アシュリーに行われた医療介入をグロテスクだと批判する声への反論として、父親はジョージ・ドゥヴォスキーというトランスヒューマニストのブログの衝撃的な一節を引用している。[5)]グロテスクなのは行われた療法ではなく、むしろ大人の女性の身体を持ちながら中身は赤ちゃんのままという人間の方だ、というのだ。

もちろん、この発言をブログで引用したのは父親自身がそれに同意するからに他ならない。一月四日のガーディアン紙の電話取材で、彼自身が同じことを語っている。論争の中で多くの人々が、どんなに苦渋の決断だったことだろうと両親の胸の内を思いやっていることについて、父親は次のように述べた。

「苦しんだりしませんでしたよ。簡単な決断でした。これがアシュリーのＱＯＬにとって利益になることは私たち夫婦には明らかでしたからね。アシュリーの尊厳を侵したとも批判されていますが、でも私たちにとっては、一人前の大きな胸をした女性が、自分では何もできない寝たきりで頭の中は生後三ヶ月の赤ちゃんなのに、さらに成長していくなんて、グロテスクだとしか思えなかったのです」

■注

1）http://www.dailymail.co.uk/femail/article-426575/Why-froze-little-girl-time.html

2）こうした記述と、また「中流家庭」と記述したメディアもあったことなどから、一家を一般庶民とイメージしている人が多いが、後述するように、これら一連の医療介入にかかる費用や父親についての情報から、一家は相当な富裕層である可能性が高い。

3）二〇〇七年の論争以降、ディクマらは辱そうを含む感染症リスクの軽減を成長抑制療法の利益の一つにあげており、あたかも二〇〇四年のアシュリーの個別ケースの検討段階でもそれが利益の一つとして考慮されたかのように語っているが、父親のブログの「最近になって、ある医師から聞いた」との記述で明らかなように、感染症リスクの軽減はアシュリーの個別ケースの検討段階では登場していない。

4）英国の障害当事者で障害学の学者、トム・シェークスピアは、二〇〇六年の主治医らの論文発表を受け、BBCの障害問題ブログOuch! に寄せたエッセイで、同じ論理は「他の障害児・者や一般の人にだって当てはまるではないか」と批判した。彼が挙げた例として、歯ぎしりがうるさい人からは奥歯を抜けばいい、多動の子どもの頭にスイッチを仕込み時々スイッチで静かになってもらう、よだれもバイオ工学でカテーテルを通して余分な水分を涎バッグへ、などがある。

http://www.bbc.co.uk/ouch/opinion/honey_we_shrunk_the_developmentally_disabled_kid.shtml

http://blogs.yahoo.co.jp/spitzibara/28196372.html

また、Slateというウェブ・メディアのコラムニスト、ウイリアム・セイルタンは、二〇〇七年一月にワシントン・ポスト紙に寄稿した文章で辛辣な批判を展開し、「心身の障害を併せ持ち、抱え上げるのが大変で癌になる確率が高く、生殖に関する臓器は無用という人たちなら「われわれはそういう患者の大流行に直面している。……（略）……高齢者と呼ばれる人たちだ」と書いた。

http://www.slate.com/id/2157861/

http://blogs.yahoo.co.jp/spitzibara/28167689.html

5）http://www.sentientdevelopments.com/2006/11/helping-families-care-for-helpless_06.html

4. アシュリーとはどのような子どもなのか

ここで一つ、読者に試みてもらいたいことがある。これまでの章で眺めてきた内容の医療介入が、これまで確認してきたような理由と目的で「六歳の重症重複障害のある女の子に行われた」ということを知って、あなたの頭には、今、どんな少女の姿が思い描かれているだろうか。もちろん、漠然としたイメージしかないという人はそれで構わないし、既に事件のことを知っていたという人は、その知識をもとに描く像でいい。今までに知った事実に基づいて、自分の頭にはどんな「重症障害のある六歳の少女」が思い描かれているかを、ここで、ちょっと意識し、記憶しておいてほしい。

それを意識してもらった上で、これから、現実のアシュリーの障害像を関連資料から確認していきたい。アシュリーとは果たして、どのような子どもなのだろうか。

■論文が描くアシュリー

まずガンサーとディクマの論文には、六歳当時のアシュリーの障害像を説明した部分が二箇所ある。

「小児内分泌科に紹介されてきた時点で、アシュリーは六歳と七ヶ月だった。通常の妊娠と出産で問題なく産まれた白人女児。生後一ヶ月を過ぎてから、筋肉の低緊張、授乳困難、舞踏用動作、発達の遅れの兆しが見られた。神経、遺伝、発達小児科の専門医の診察を受けたが、原因は特定できなかった。最終的にはstatic encephalopathy with marked global developmental deficitsと診断された」。

最後の部分の診断名には、いかめしい単語が並んでいるので、ややこしい難病をイメージしてしまう人もあるかもしれない。しかし、意味するところは、ごくシンプルで「顕著で広範な発達障害を伴う脳障害」。つまりアシュリーは脳性まひ児の一人だということに過ぎない。

もう一つ、論文の説明個所は、「診断の後、彼女の発達が乳児以上に進むことはなかった。六歳当時、上体を起こすこと、歩くこと、言葉を使うことができない。栄養は胃ろう依存。しかし、世話をしてもらったり優しくしてもらうと、それに応えて声を出したり微笑み、他者にははっきりと反応する。専門家の意見をまとめると、認知と神経の基本ラインは将来大きく改善されることはないとされる」。

■親のブログが描くアシュリー

この事件では常にその対比が際立っているのだが、父親の説明の方が医師らよりもはるかに詳細であり、一貫性を持ち、厳密かつ正確である。実際、ガンサーとディクマの論文と、父親のブログの文章を読み比べてみると、前者はどこかこそこそと姑息な感じを漂わせているのに対して、後者は自信に満ちて歯切れが良く、堂々としている。

〝アシュリー療法〟の考案者として誇りすら漂わせる、その父親のブログによると、アシュリーは正常な分娩で生まれた。しかし、運動機能も知的機能も生後三ヶ月以降、発達しなかった。神経、遺伝その他の専門医に診せたが、診断も原因もわからないままである。医師らはアシュリーの状態を原因不明のstatic encephalopathyと呼んでいる。その状態が改善することはない。

このブログが書かれた二〇〇七年一月現在、九歳のアシュリーは首の据わりが確かでなく、寝返りをうったり睡眠中に自分で体位を変えることも、おもちゃを持ったり、自分で上体を起こすことも、まして歩いたり話したりも出来ない。経管栄養で、いわゆる全介助状態である。「びっくりしやすい」とか「常に腕を動かし足を蹴っている」と書かれているのは、中枢神経系に異常がある子どもによく見られる特徴だろう。

アシュリーには外見的な体の変形はなく[1)]、身体的には正常に発達している。障害のために寿命が短くなることはなく、通常の大人の身長と体重になるだろうと考えられる。障害があることを除けば健康。また意識ははっきりしており、自分の周囲で起きていることは分かっている。家族のことも判っていると思うが、確信は持てないそうだ。これは「そばに人がいることには明らかに気づいているのに目を合わせることは滅多にない」からかもしれない。別のところには「家族の声を聞くと落ち着く」、「家族の声かけにはよく微笑み、喜びを表す」ともある。また、頭が枕からずり落ちたり、髪の毛が顔に落ちかかったりして困った時には、泣いて訴える。

アシュリーは学校の特別教育のクラスに通っている。熱心にテレビを見ているようにみえることもあるし、音楽が大好きだ。気に入った音楽を聴くと、声を出して足を蹴り、手で踊るような指揮を取るような動きを見せてはしゃぐ。お気に入りのオペラ歌手がいて、家族はその歌手を「アシュリーのボーイフレンド」と呼んでいる。

なお、家族についても、明かされている範囲で追記しておくと、一家はシアトル在住で、両親はともに大学教育を受けた専門職。父親はコンピューターのソフトウエア会社の重役である。アシュリーには弟と妹が一人ずつあり、彼女のケアを担っているのは両親と祖母二人。ちなみにアシュリー以外の家族の名前は一切明かされておらず、ブログで公開された写真でもアシュリー以外の家族は顔に目隠しが施されている。

さて、どうだろうか。これらの記述を読む前と後で、あなたの頭の中にあるアシュリーの障害像に変化はあっただろうか。それともなかっただろうか。

二〇〇七年の論争当時、多くの人が「重症児にこのような措置が行われたことの是非」を議論したが、その頭の中に思い描かれていた「重症児アシュリー」は人によって非常に異なっていた。上記のような現実のアシュリーの姿とは全くかけ離れた「重症児」を頭に描いて議論した人が少なくなかった。長期脳死や植物状態の子どもと誤解し、「こういう子どもは安らかに死なせてやる方がよい」と筋違いの安楽死を論じる人もいたし、「将来、アシュリーが自分で子どもを産み育てたいと望んだ時に、いったいどう思うでしょう」などと彼女の知的障害をまるで理解していない人もあった。

一つには、多くの人は重症重複障害児を直接には知らないという問題があるのだと思う。社会のマイノリティである障害児の中でも更にマイノリティである重症重複障害児は、そもそもの人数が少なく(日本には現在約三万七五〇〇人と推測されている)[2)]、一般の人の目に触れる機会も少ない。直接には知らないということは偏見や先入観やステレオタイプに繋がりやすい、ということでもあるだろう。

■「重症障害児」というステレオタイプ

当時、日本でこのニュースを取り上げた主流メディアはほとんどなかった。私が知っている限りでは、一月半ばになってフジテレビの朝の番組「とくダネ」の冒頭で小倉智明氏が簡単に紹介した。一月二一日に産経新聞が三面で取り上げた。[3)] その他、映画評論家の町山智弘氏が週刊誌の連載で取り上げたが、日本では主にネット・メディアの情報からこの話題を知った人が多かったのではないかと思われる。しかし、非常に残念なことに、日本で一番初めにこの事件を報道したネット・メディアの一つが、アシュリーの状態について重大な事実誤認を流してしまった。「知的機能は既に失われており」と書いたのだ。これでは、アシュリーの知的機能がゼロであるかのように読めてしまう。明らかな事実誤認なのだけれど、当時この記事が最も早く最も詳細だったために、多くの人がこの記事を自分のブログにコピーしたりリンクを貼った。アシュリー事件をいち早く詳細に報じた記事の功績は大きいが、逆に日本ではアシュリーの障害像について誤った情報が広く流れてしまった事実も否めない。

私は、当時、記事の配信元に連絡を取り、事実確認をお願いした。何度かメールをやり取りした後に、この記事はまもなく非表示となった。私としては記事を残したまま訂正してもらうことを期待していたので残念だったけれど、対応は誠実だったと思う。しかし、その時のやり取りの際にも、ステレオタイプの厚い壁を痛感する場面があった。

編集室からの最初の返信メールには記事を書いた記者からの反論がコピペされてきた。そこには英語メディアの記事の一節が引用されて、以下のように書かれていた。

「以下の英文にもあるように、原因不明の難病です。英文では三週間の幼児のスキルでストップしているとの記載があります。脳が破損されているとの記述もあります。知的機能が既に失われているとの表現は、脳がこれ以上発達しない以上、そう一線を踏み外したものとは考えていません」。

父親のブログにもアシュリーは健康だとはっきり書かれているし、もともと障害は状態であって病気ではない。しかし、この人も例の static encephalopathy に引っかかった口なのかもしれない。「原因不明」と「重い障害」という言葉から、自動的に「原因不明の難病」を連想してしまったようだ。一旦そうと思い込むと、どこにも書かれていない「難病」が彼の頭の中で一人歩きを始め、何もかもをその前提で読んでしまったのだろう。「以下の英文にもあるように」と自分でコピペした英文に書いてあるのは「生後三ヶ月で知的成長が止まった」という記述なのに、これも彼には生後三週間に見えてしまった。

そして、私がこの人の最も重大な認識不足だと思うのは、「脳が破損されたら、知的機能は失われてしまう」との、あまりにも短絡的な思い込み。脳の「損傷」ではなく「破損」

という言葉が使われていることが象徴するように、この人は恐らく脳が傷を受けることについて「脳は破れるように大きく損害される」というイメージしか持たないのだろう。そして、「そうなったら、もう人間は何も分からない植物状態」と短絡する。世の中には知的には異常のない脳性まひ者もたくさんいるのだけれども。

障害が仮に色だとすると、そこには非常に多くの色と、それらの色と色のあわいにある無数の微妙な中間色、それに加えてそれぞれの濃さのグラデーションが広がっているというのが私のイメージなのだけれど、この人の頭の中にある「障害」というのは、「脳が傷を受けたら、知的には即まっくろ」という極めて短絡的なもののようだ。

公開でニュース記事を書いた記者の事実誤認と違って一々指摘されることはないが、重症障害者を直接体験として知らない世の中の多くの人が漠然と抱えているステレオタイプも、そういうものなのではないだろうか。

私の知人の一人も、このネット・メディアの記事を読み、アシュリーを植物状態と混同した。メールをやり取りしていると「アシュリーには意識がないとしても」、「たとえ知的活動を持たないアシュリーちゃんであったとしても」、「例え本人が痛みや苦しみを感じられないとしても」などの表現が頻繁に出てくる。この人は父親のブログでアシュリーの写真を見ていることを私は知っていたので、あんなに大きな笑顔を見せる子どもに意識がないとか、痛みすら感じないと、一体どうしたら考えられるのか、不思議でならなかった。誤解を解きたいと思い、父親のブログからアシュリーの障害像の描写を箇条書きにして送ってみると、こんな返事が返ってきた。

「なるほど、これを読むと、たしかに人間らしい反応が見られます」

私は、この「人間らしい」という一言に、アシュリー事件の本質の一つが象徴されているように思う。

「重症児なのだから、どうせ人間らしい反応などないのだろう」

「どうせ重症児なのだから、何も分からないに決まっている」

そんなステレオタイプな思い込みが一旦できあがってしまったら、この記者や私の知人のように、そうとは違う現実（例えば笑顔とか、目に浮かぶ表情など）を目の前にしていても、その現実が見えず、自分の中にあるステレオタイプの方を現実の上に投影して見てしまうのではないだろうか。

さらに、この事件では専門家である子ども病院の医師が「アシュリーは赤ちゃんと同じ」という発言を繰り返し、そのステレオタイプに権威づけをしてしまった。多くの人は小児科の医師なのだから重症児のことを誰よりも知っていると疑いもなく信じているが、医師は障害や病気についての知識はあっても、現実の子どもたちの姿や生活については実はあまり知らないことが多い。

■ディクマのステレオタイプ

ディクマは、二〇〇四年の特別倫理委員会の際に両親に連れてこられたアシュリーの印象について、二〇〇七年三月一二日の米国小児科学会新聞電子版のインタビュー[4)]で「生後三ヶ月レベルだと親が言っていたことが確認できました」と語り、その理由を次のように語っている。

「アシュリーは落ち着かなくなって、車椅子でごそごそし始めるんです。退屈そうで、面白いことなどないのに、そんな所にいたくないという感じ。ちょうど赤ちゃんがむずかるのとまったく同じでした」。

しかし、この会議は尋常の会議ではなかった。集まっていたのは白衣を着た人を中心に四〇人ばかり。しかも、会議室の空気が病院内にあった批判と反発をはらんで非常に緊迫していたことは、病院の一部医師らが証言している[5)]。そんな異様な空気の中で、後に述べるように、父親は特に乳房芽摘出に難色を示す医師らを説き伏せるべく、次々にデータを並べて、パワーポイントで解説・力説していた――。

そんな場に、障害のない六歳児が座らされていたとしたら、大人と全く同じように興味を持ってその議論を聞くというのだろうか。「面白いことなどないのに、そんなところにいたくない」とは感じないだろうか。「落ち着かなくなって」「ごそごそし始め」ないだろうか。むしろ歩ける子なら、立ったり、歩きまわったりするだろう。居心地の悪さや退屈を言葉で訴えることもするだろう。

アシュリーは車椅子から出られないから、その場でごそごそするしかない。言葉を持たず、音声で訴えるから「むずかるのと同じ」に聞こえてしまう。むしろ、退屈したこと自体が、アシュリーが赤ん坊よりも高い知的レベルにあることの証拠とも言えるのではないだろうか。もしかしたら、その場の異様な緊張感に居心地の悪さを感じるだけの、むしろ繊細な感受性の持ち主という可能性だってある。

身体障害のない子どもなら、いたずらしたり歩きまわったりといった行動や言葉で訴えられるところを、車椅子の中でごそごそするしかないアシュリーの姿を、乳母車でむずかっている赤ん坊の姿に重ね合わせている医師は、彼女の身体的状況という外側だけを見て、それをそのまま内側の認知能力と重ねているにすぎない。それは、事故や病気で身体が不自由になった老人が頭の中は全く変わらないままであったとしても、若い介護スタッフから「は〜い、ご飯でちゅよ〜。あ〜んして」とやられてしまうことと、どこか違うだろうか。ちなみに、医師らの論文にも親のブログにも、アシュリーの知的能力について何らかの専門的なアセスメントが実施された形跡は見当たらない。

この事件について論じようとする人は、インターネットで両親のブログ[6)]を開き、自分の中にあるステレオタイプと予見に警戒しながらアシュリーの写真を見てほしい。はじけるような笑顔や、成熟した女性のような憂いを含んだ眼差しや、けだるそうな表情を見てほしい。果たして「何も分からない」「何も感じられない」子どもが、こんな豊かな表情の変化を見せるものかどうか。それを考えてほしい。

写真を見る際にもう一つ注目してほしいのは、多くの写真でアシュリーがカメラ目線になっていること。私は重症障害のある娘を持つ親なので、例えば養護学校や、重症心身障害児施設などで、多くの子どもたちが写真に収まる場面に居合わせてきた。カメラを向けられた時に、即座にカメラの方に目を向ける子どもたちと、まるで反応を見せない子どもたちがいる。「カメラ」という言葉を認識している子ばかりではないが、それが何をする道具かを前者の子どもたちはちゃんと知っている。そして「写真を撮る」という状況をちゃんと理解している。そうでなくて、どうしてカメラを向けられた時に、ごく自然な反応として、そちらに目を向けるだろう。初めてカメラを見て物珍しいという年齢ではないのだから。何度も写真を撮ってもらい出来上がった写真を眺めてきた経験から、彼らは学び、ちゃんと知っている。アシュリーもカメラで写真を撮るということがどういうことか、ちゃんと分かっているように私には見える。

■ステレオタイプの背後にあるもの

このように、人は経験から学ぶのだということを考えた時に、重症の知的障害があると、その人はずっと「大きな赤ちゃん」のままだと考えるステレオタイプが間違いであることは了解されるはずだ。アシュリーには赤ちゃんと同じニーズしかないと考えている両親も、彼女の精神年齢を生後三ヶ月または六ヶ月相当だと繰り返すディクマも、「知能」を「精神年齢」とイクオールだと考えるという重大な誤りを犯している。人は経験により、また人とのかかわりによって、人として成長し成熟していくものだ。それは障害のある人でも変らない。彼らのそばにいて直接的に関わり支援している人たちの多くは、彼らが「発達」とか「知能」という概念だけではとらえきれない、人としての「成長」や「成熟」を遂げていくことを知っている。発達段階や知能が伸びなければ、その人の人としての成長も成熟もないと考えるのは、あまりにも浅薄な人間観というものだろう。[7]

この点については、トランスヒューマニストのアン・コウィンという女性が、二〇〇七年一月七日の段階で誰よりも鋭く指摘している。

「アシュリーのマインドは生後三ヶ月のマインドではなく、発達障害のある九歳のマインドなのです。三〇歳になれば、その時の障害の重さに関わりなく、三〇歳のマインドの持ち主でしょう。平均的な三〇歳のマインドと同じではないかもしれないけれど、それでもやはり三〇歳のマインドです。このような年齢比喩を用いることは（これは比喩以外の何でもありません）物事を曖昧にし、人々が細部に目を向けることを阻んでしまいます。アシュリーがどのようにこの世の中を体験しているかは誰にも分かりませんが、まだ三ヶ月しか生きていない赤ん坊と同じように世の中を体験しているということはないでしょう」。[8)]

〃アシュリー療法〃論争の最大の問題の一つは、医師らを含めて多くの人が「重症障害」というステレオタイプに阻まれて、アシュリーの現実の姿を見誤っていることではないか、と私は思う。彼らが、なんらの科学的な根拠もなく、ただ自分の内にある偏見と誤解に基づいて「どうせ赤ちゃんと一緒なのだから」「どうせ何も分からない重症児なのだから」と決めつけているのだとしたら、「アシュリーの重症障害は『アシュリーは他の障害者とは話が別』との線引きを正当化するか」との問いの答えは否のはずだ。正しく理解されていない障害像は、何をも正当化しない。

では、例えばカメラを向けられた時に、認知能力が低くて状況が理解できないのか、または理解するだけの認知能力はあっても表出能力の制限のために対応できないのか、反応の見えない子どもたちが対象であれば、その線引きは正当化されるのだろうか。アシュリーの障害の重症度が正しく理解されていないことだけが問題で、「アシュリーはそれほど重度ではない」という話なのであれば、そういうことになってしまう。しかし、ここでの問題は、アシュリーの重症度が正しく理解されていない事実ではなく、正しく理解されない背景に障害に対する無知・無理解・偏見があるという事実の方だ。障害に対する偏見とステレオタイプによって「あの人たちは私たちとは話が別」と線引きをする意識と姿勢こそが、問題なのである。その意識と姿勢こそ、重症児に限らず、あらゆる障害者に対する差別、もしかしたら障害者問題に限らず、あらゆる差別の根っこなのだから。

アン・コウィンは「アシュリーに行われた処置には一定の利益が確かにあると思われるが、同じことが障害のない人に行われた場合には非倫理的だということになる。それは何故なのかを考えなければならない」と述べ、さらに次のように書いた。

「その人の状態によって結果的な処遇が同じである必要はないが、その判断に適用される倫理判断の基準は一定でなければならない」。

積極的な擁護の立場に立つトランスヒューマニストらの間で、ただ一人だけ〝アシュリー療法〟を公然と批判したのが女性だったという事実も、非常に興味深い。

■注

1）「身体の変形」については、寝たきりの人で背骨がねじれてくる「側わん」と呼ばれる現象が起きていることが、後に追加された。その後、父親は側わん防止のためにも成長抑制を、と説くようになる。

2）『救児の人々　医療にどこまで求めますか』熊田梨恵著　ロハスメディカル、2010

3）「障害少女の成長抑制に米で論争　肉体改造と批判」（二〇〇七年一月二一日）
http://skymt2008.iinaa.net/newstopic/hozonn01.htm#n13

4）http://www.ama-assn.org/amednews/2007/03/12/prse0312.htm

5）http://www.salon.com/news/feature/2007/02/09/pillow_angel/

6）前掲第1章の3）に同じ。

7）重症障害のある子どもを持つ親としての体験から、医師は障害についての知識はあっても、障害のある子どもたちが日々を暮らす姿については思いのほか知らないものだと思う。それについては、二〇一〇年九月刊行の「インパクション」一七六号に寄稿した小文「アシュリー事件から考える障害、医療、介護、人権そして『愛』」で詳述した。その後半では以下のように書いた。
「アシュリーのＱＯＬの維持向上のためにどうしたらよいか、親と医師だけでなく、看護師やセラピストなど他の医療職や教師やソーシャル・ワーカー、介護分野、権利擁護の専門家なども加わって幅広い選択肢が検討されていたら……と考えずにいられない。重症児の親を長年やってくると、親にとっても子にとってもありがたい医師とは、医療にできることだけでなく医療にはできないこと、医療以外の分野にできることまで視野に捉えている医師。他職種や他分野の持つ専門性や可能性を知り、チームで柔軟に支援を考えてくれる医師である。

医療にできることの範囲にしか目に届かず、底浅い人間観と重症児に対するステレオタイプしか持たない医師が、その権威によって『どうせ何も分からない重症児だから』と線引きをし、人権も尊厳も別基準が適用されて、健康上の必要のない医療介入による身体の侵襲が認められてしまった――。アシュリー事件で起きたことを振り返ると、その余りの重大さに言葉を失ってしまう」（p.53）

8）http://ieet.org/index.php/IEET/more/1070/

5. 経緯と、それが意味するもの

これらの医療介入が実施されるに至った経緯を簡単にたどっておきたい。一部、これまでの内容と重複するが、資料とメディアでの関係者の発言などをまとめてみると、だいたい以下のような経緯になる。

■二〇〇四年初頭から夏

二〇〇四年の初頭、六歳半のアシュリーには胸が膨らみ始め陰毛が生えてくるなど、早くも思春期の兆候が見られた。そのことについて主治医と話をしている時に、母親が、成長を加速させて抑制できないかというアイデアを思いついたという。それから夫婦はインターネットでリサーチを行った。父親はソフトウエア会社の役員なので、ウェブでのリサーチはお手のものだったろう。

その結果、いくつかの選択肢を念頭に、夫婦は予約をとり、シアトルこども病院小児科の内分泌の専門医ダニエル・ガンサー(ワシトン大学病院小児科准教授でもあった)を訪ねた。ガンサーは「これを聞いた人の最初のリアクションが拒否的になるのは理解できる」が、しかし、ちゃんと言い分に耳を傾ければ「親が言うことにも一理ある、確かにそれも知恵というものだ」と考えるはずだと語っている。[1)] ガンサー自身が、そういう経緯をたどって納得したのかもしれない。同医師と両親との間でエストロゲンの大量投与という具体的な手段が検討され、親のアイデアは現実の計画へと形を整える。

その日のうちに病院の倫理カウンセラーに連絡がとられた。たまたま当日オンコールだったので自分が担当することになった、とダグラス・ディクマは「ラリー・キング・ライブ」に出演した際に語っている。ディクマは病院付属のトルーマン・カッツ生命倫理センターの教育ディレクターで、当時はワシントン大学小児科の准教授でもあった（現在は教授）。この二人が、その後、二〇〇六年の論文「重症障害児における成長抑制」の著者となる。

ガンサー、ディクマを中心に、手術を担当することになる外科医らと相談し、さらに計画が具体化していく中、「これまで行われたことのない療法であり、物議を醸すとも思われた」（担当医論文）ので、倫理委員会に諮られた。特別倫理委員会が開かれたのは二〇〇四年五月五日。

当日は会議の前半、先に触れたようにアシュリー本人も両親に連れられて同席した。委員らはアシュリーが家族とやりとりする様子を観察した。会議の冒頭では、父親がパワーポイントを使ってプレゼンテーションを行っている。三つの医療介入のうち、「医師らと倫理委員会が最も難色を示したのが乳房芽摘出だった」ので、利点などを力説することによって「そのためらいを乗り越えなければならなかった」と彼はブログに書いている。これら医療介入がいかにアシュリーのＱＯＬを向上させるか、あのブログの文章と同じシャープで論理的な能弁で、父親は熱く自説を説いたことだろう。その間、約一時間。

その後、両親とアシュリーが退席し、委員会の検討が約一時間行われた。倫理委の検討については、ごく簡単な記録がＷＰＡＳの調査報告書に添付されているが、父親のプレゼンの内容や当日の議論の具体的な記録は残されていない。ディクマは、それぞれの医療介入について利益と害の可能性が「慎重に」「長時間に渡って」比較検討された、という説明を繰り返している。そして、いずれも利益の方が上回って、アシュリー本人の最善の利益にかなうとのコンセンサスに至った、という。最終的な決定は投票ではなく、委員のコンセンサスだった。しかし、全員一致で賛成、というトーンのコンセンサスではなかったようだ。

ネット・メディア、サロンの取材では、病院内に相当な反発や批判があったことが確認されている[2)]他、ガンサーが「一時間かけて反対ではないということになった」と語るなど、倫理委の結論を巡ってはガンサー、ディクマとも、常に微妙な言い方をしている。全員一致で賛成というコンセンサスではなく、むしろ「敢えて反対はしない」合意にこぎつけたというニュアンスのコンセンサスだったと推測される。[3)]

この倫理委員会については、なぜ「特別」と銘打たれているのかという点を始め、多くのことがいまだに説明されていない。委員の人数についても、病院側は長い間公表せず、誤情報が独り歩きするのを放置した。アシュリーの父親が部屋に同席していた全員を委員と勘違いして「メンバーは約四〇人」と書いたために、その誤情報が事実として広がり、「大きな倫理委が長時間議論して承認したことだから」と、多くの人によって正当性の根拠として使われた。もちろん仮に本当に四〇人のメンバーがいたとしても、委員会のサイズや検討時間がそれ自体として結論を正当化するわけではないだろう。

実際の委員の数は二〇〇九年になってディクマが論文でやっと明かしたところでは一一人。[4)] なお、サロンの取材によると、病院と大学内部の職員のみで構成されていた。病院に定常的に設けられている病院内倫理委員会のメンバーには外部の人も含まれているので、アシュリーのケースを検討した特別倫理委員会は、シアトルこども病院の倫理相談システム内に置かれている通常の倫理委員会とは別のものであったことになる。このことに気付いている人はほとんどいないが、非常に重要なポイントである。

二〇〇九年の「一一人」情報についても、「倫理委員会のメンバー一一人が出席した」という微妙な書き方がされており、「一一人のメンバーで構成された倫理委が検討した」と言っているわけではないことは要注意だ。アシュリー・ケースの検討のための「特別倫理委」に、病院常設の倫理委からメンバーが一一人参加した、と読めなくはない。

議論の内容はともかく、特別倫理委は約一時間の議論の後に、その「コンセンサス」によって両親の要望を承認したこととされ、その結論は、委員長とディクマ[5]によって、待っていた両親に伝えられた。その際、二人は、子宮摘出については法的な確認が必要なので、親の方で弁護士に相談するよう夫妻にアドバイスした。両親に雇われた弁護士は、ワシントン州の州法が裁判所の命令なしに知的障害者の不妊手術を禁じていることを確認したが、過去の判例を当たり、「不妊が目的なら裁判所の命令が必要だが、アシュリーの場合、不妊は目的ではないので、裁判所に判断を仰ぐ必要はない」と回答。この判断が後で問題になる。

二〇〇七年五月、WPASの調査結果を受け、病院はWPASと共同記者会見を開いて、アシュリーに行われた子宮摘出の違法性を認めた。裁判所の命令を取らずにアシュリーの子宮を摘出したことがワシントン州法に違反していたと、病院自らが認めたのである。病院内部での意思疎通に問題があり、結果的に両親の弁護士の判断をもとに手術に踏み切ったというのが、記者会見での病院側の説明だった。

しかし、ＷＰＡＳの面接調査で、執刀医は手術の前に当時の医療部長の元へ行ったと証言している。彼は、医療部長から最終的な了解を得たので手術を実施した、と語っているのだ。この弁護士の回答で法的検討を十分だとして裁判所の命令なしに手術をしても本当にいいんですね、と最終確認をしに行った、とも受け止められるニュアンスだ。

なお、この記者会見を受け、ワシントン州保健局の病院ライセンス担当部局の責任者スティーヴン・サックスがシアトル・ポスト・インテリジェンサー紙に対して、病院や医師らには懲罰や研修、免許の取り消しの対象になる可能性すらあるが、何らかの懲罰措置をとるとなればさらなる調査が必要、保健局としては懲罰を課すよりもむしろ、今後の予防措置に向けて病院を指導する方針だ、と語っている。[6)] しかし、当局がこの後、この事件について介入した様子はない。

■異例の厚遇

以上が、〝アシュリー療法〟を親が思いついてから実際に二〇〇四年七月に手術が行われるまでの経緯として、当事者らが申告している事情である。この経緯の中には、私が不可解だと感じる点がいくつかある。

まず、両親がガンサー医師の予約を取り、独自のアイデアを持って彼の診察室を訪れた場面。そのアイデアとは、ガンサー自身が「みんなのリアクションがまず拒否的になるのは理解できる」というほど〃斬新な〃ものだった。患者または家族がそんな要望を持ち込んできた場合に、医師はまともに相手にするものだろうか。普通なら診察室で話を切り出したとたんに呆れられ、叱られて診察室から追い出されるのがオチだ。なぜアシュリーの親は最後まで話を聞いてもらえたのだろう。

それればかりか通常の倫理委とは別に「特別」な倫理委をセッティングしてもらい、直接パワーポイントを使って自説を解説し、医師らを説得する場を設けてもらってもいる。日本とは事情が違う米国とはいえ、これは異例の厚遇だろう。

しかも医師らも倫理委も、特に乳房芽摘出の要望には難色を示していた事実がある。WPASの調査報告書に添付された当日のメモ(Exhibit L)にも、特別倫理委の議論の中で「乳房摘出がどうしてアシュリーのQOLを向上させるのか」との疑問が出たことが記録されている。ここでmastectomyという用語が使われていることに注目したい。二〇〇四年五月の段階で特別倫理委員会は「乳房芽」ではなく「乳房」そのものの摘出の要望と捉え、難色を示していたのである。それほど否定的だった、権威ある大病院の医師らが多数、わざわざ時間をとって集まって、医療者でもない親がパワーポイントを使って〃乳房芽〃摘出などの利点を解説するのを一時間も黙って聞いた。そればかりか、最終的にはそれに説得されて承認したという。通常の親と医師の関係性からすると、考えられないことではないだろうか。

私は「アシュリー事件」と呼ぶべき一連の出来事はまだ現在進行形で終わっていないと考えているが、その発端となったアシュリーの個別ケースとは、親が医師らに提案・要望し、渋る医師らをパワフルに説得し、[7]なぜかそれに成功して、医師らにやらせた事件。そういう特異な経緯を持つ不可思議なケースなのである。

■隠ぺいと偽装

アシュリーに行われた子宮と乳房摘出の手術は、当時、病院から外には漏れなかった。手術の後でエストロゲンの大量投与が開始され、約二年半続けられたが、その間も一切が外部に漏れていない。

二〇〇六年秋にガンサー、ディクマ両医師が発表した論文でも、いくつかの事実が隠されたり、偽られている。まず、最も重要な問題として、乳房の摘出について、この論文は一切触れていない。[8]なお医師らが検討段階で「乳房摘出」と理解していたことを確認したので、「乳房芽摘出」はあくまでもこの用語を使う父親とディクマらの発言に限ることとし、その他は今後「乳房摘出」に統一する。

子宮摘出についても、論文は非常に簡単に触れて終わる。しかも、ホルモン療法の副作用防止策として、いわばホルモン療法に伴う〝必要悪〟として扱っている。エストロゲンの大量投与には副作用として子宮から出血が起こる可能性があるので、それを予防するために治療前にあらかじめ子宮を摘出したという趣旨の説明が、注意して読まなければ見逃してしまうほどのさりげなさで、しかも奇妙な唐突さで挿入されている。しかし知的障害児・者の子宮摘出は、先に触れたように本来なら裁判所の命令を必要とする重大事である。論文に書かれているのは言語道断なほど不自然な言い訳なのだが、わずか数箇所しか触れず、あくまでも「予防的治療」として書けば気付かれないとでも著者らは考えたのだろうか。

そもそもアシュリーに行われたことの全貌を明らかにしたのは主治医らの論文ではない。その後に立ち上げられた父親のブログだった。娘の主治医が医学雑誌に発表した論文の内容を、実質的に否定・訂正する内容のブログを堂々と公開するのだから、これもまた通常の患者の親と医師の関係性からは考えられない大胆さである。しかし一方、もしもアシュリーの両親がブログですべてを詳細に明かさなかったとしたら、我々はアシュリー・ケースの多くの部分について――医師らが難色を示していた乳房摘出の事実を含めて――いまだに知らないままだったことになる。これは見逃してはならない重大な事実だ。

二〇〇六年のガンサー&ディクマ論文と二〇〇七年正月の親のブログの内容のズレを比較検証すると、医師らが隠ぺいしたり虚偽の報告をしているのは、主として以下の六点である。

①乳房摘出の事実
②子宮摘出が親の希望によって行われた事実
③親が子宮摘出を望んだ目的と理由
④親が成長抑制を望んだ目的と理由
⑤エストロゲン大量投与が続けられた期間
⑥アシュリーのケースを検討した倫理委員会とその議論の詳細

最初の四点は、これまで検証してきた通り。

⑤については、これこそ乳房摘出の隠ぺいと並んで、医師らに隠ぺいの意図があったことの証左だと私は考えているのだけれど、論文はエストロゲン投与の期間について「現在、療法を一年ちょっと受けたところで、アシュリーの成長は終わりに近付いている」と書き、

いつ開始し、いつ終了予定かを明記していない。一方、親のブログは「二年半の投与がちょうど完了したところ」と書いているが、論文の記述から投与期間を一年半と誤認した学者やジャーナリストが多数あった。なお、ディクマは二〇一〇年になってアメリカン・ジャーナル・オブ・バイオエシックス誌に書いた論文では[9]、その期間を「二年半」と書いた。

また、AJOBの論文へのピア・コメンタリーで、ミズリー大学の小児科医であり倫理学者でもあるジョン・ラントスが、主治医らがアシュリーの実際の身長や骨年齢、予測される最終身長などのデータを挙げていない事実を指摘している。この点でも、親のブログがアシュリーの身長を報告し、その後の更新のたびに身長と体重を報告していることと対照的である。ラントスはまた、二〇〇六年の論文について「科学論文であるはずのものの、何とも奇怪な曖昧さ(the bizarre opaqueness of a supposedly scientific paper)」という表現で不備を指摘している。

最後の⑥の倫理委員会については、既に述べたように詳細はほとんど明かされていない。倫理委の検討プロセスの不備については、次の第2部でとりあげる。

一体、これは、どういうことを意味するのだろう。論文が事実を隠ぺいまたは偽装したということは、著者らはこれら六点について、ありのままに公表するのをためらうほどの後ろめたさを抱えていた、つまり、そこに倫理上の問題があると認識していたということではないだろうか。

この論文を書いた時点では、まさか、そのすぐ後に当の親がブログで何もかも書いてしまうなどとは、著者らは想像もしていなかったはずだ。表に出る情報が自分たちの論文だけである以上、隠ぺいもごまかしも通っていくと考えたのだろうか。

しかし、通常の患者家族と医師の関係性では許れないところにいるらしいアシュリーの親は、「医師の論文は隠していますが事実はこうです。医師の論文は事実と違う理由を書いていますが、実際はこういう理由でした」と言わんばかりに、ブログで何もかもぶちまける。医師らが論文で試みた隠ぺいもごまかしも、一瞬にして水の泡となってしまった。

その後の医師らの正当化の論理を注意深くたどると、論文に書いたことをきれいさっぱり忘れ去ったかのように、親がブログで書いている通りを忠実になぞり始める。それまでの「乳房摘出」は医学用語ですらない「乳房芽摘出」に、子宮摘出の目的は論文に書かれていた「ホルモン療法の副作用防止」から「生理痛の除去」と「癌予防」に、論文では「重篤な認知障害」であったアシュリーの知的能力に関する表現が、コウィンのいう〝比喩〟に過ぎない「生後三ヶ月の赤ちゃんと同じ」などの表現に、さりげなく置き換えられている。また癌予防や感染症のリスク軽減など、アシュリーの父親にとっては「あくまでも付随的な」ものに過ぎない利点の方を医師が強調していく点が興味深い。親が主たる理由としているQOLの向上だけを目的にこれだけの侵襲を行ったと認めるのは、ここに及んでも医師にはできにくいことだったのかもしれない。

隠ぺいの事実を隠すために医師らにできることは、もはや最初から親と全く同じ考えだったフリをして、親の論理をそのまま踏襲しつつ正当化し続けることだけだったのではないだろうか。しかし、主治医らがこのように事実を隠蔽し、偽装したという事実、またその隠ぺいを更に糊塗するために、彼らの発言が一貫性を失っているという事実は、それ自体が「倫理委員会での慎重な検討を経て、アシュリーに行われた医療介入は倫理的に妥当なものだと判断した」との彼らの説明を覆すものだ。

■隠ぺいと偽装が意味するもの

シアトルこども病院は当時、ガンサー、ディクマ以外の医師に、この件でのメディアとの接触を禁じていた。[10)] そのためメディアの取材は二人の医師に集中した。電話取材でのコメントが多くの記事に引用されている他、ディクマは一月四日にBBCの、一月一一日にCNNのインタビューを受けた。また一二日には、前述の「ラリー・キング・ライブ」に衛生中継で出演する。しかし、私の知る限りでは、一月一三日にカナダのトロント・スター紙[11]で、ディクマが車椅子のジャーナリスト、ヘレン・ヘンダーソンの電話取材に応じたのを最後に、二人の医師はメディアとの接触を断つ。

このあたりで何が起きたかを調べてみると、WPASが一月八日にワシントン大学に対して、さらに一〇日には子ども病院に対して、調査開始を文書で通告している。彼らがメディアとの接触を断ったことと無関係ではないだろう。

この約一〇日間のメディアでの発言は、倫理学者であり弁の立つディクマの方が圧倒的に回数も口数も多い。しかも彼は当該事件の関係者として〝釈明〟するというスタンスを取らず、医療倫理の専門家としてこのケースを世間に向かって〝解説〟するという姿勢を維持し続けた。[12]その一方で、アシュリーについてthis little girlという表現を頻繁に使い、両親についてはMom、Dadと言及する。「アシュリーに必要なのは親の愛情とポンポン(tummy)がいっぱいになること」[13]と赤ちゃん言葉を紛れ込ませるなど、乳幼児と親の愛情関係のイメージを巧みに描き続けながら、さりげなく、そして巧妙に医療倫理の問題を情緒的な親の評価や愛情の問題へと、すり替えていった。

この一〇日間をピークに過熱し、その後、急速に沈静化していった、二〇〇七年当初の第一期〝アシュリー療法〟論争が、多くの論点を混乱させたまま多分に情緒的なものに終わった要因には、メディアのセンセーショナリズムがもちろんあった。しかし、論文と親のブログの内容とのギャップ、そこから目を逸らせるために天賦の才と思われる能弁を駆使したディクマの巧妙な誘導もあった。

アシュリー事件には、いまだに表に出ていない特異な背景や事情が隠されていると私は思う。その背景や事情のカギはおそらく、アシュリーの父親が「コンピューターのソフトウエア会社の役員である」ことと「倫理委の冒頭、パワーポイントを使ってプレゼンを行った」という二つの情報にある。そして、その二つの情報が二〇〇七年一月の最初の数日以後、メディアの報道から忽然と姿を消したという、まことに奇怪な事実とに――。[14]

この事件が米国の他の都市ではなくシアトルで起こったという事実は、おそらく、この事件の背景について大きな示唆を含んでいる。しかし、それ以上は今のところ憶測にすぎない。

しかし、もしもアシュリー事件が、仮に、私が考えているように、本来なら水面下にとどまって終わるはずだった〝例外〟事例が何らかの事情から表面化し、非常に不運な〝前例〟を作ってしまった、という事件なのだとすれば、[15] アシュリーの個別ケースそのものには、本当は当該医療介入を巡る倫理論争は存在しない。なぜなら医師らの隠ぺいと虚偽報告こそが、それらの介入には倫理上の問題があるとの彼らの認識を既に証明しているからだ。

倫理的に問題があると医師らが知っていた以上、病院と倫理委の倫理意識がまっとうに機能していれば、もともと起こらなかったはずの症例だった可能性がある。アシュリーの個別ケースで問題にされるべき倫理問題の論点は「アシュリーに行われたことは倫理的であるか否か」ではなく、「シアトルこども病院の医療倫理はしかるべく機能したか否か」ではないのか。二〇〇七年当時、米国のジャーナリズムがきちんと本来の機能を果たし、アシュリー・ケースの特異性が追及されたならば、その後の論争は全く別の種類のものとなり、〝アシュリー療法〟の倫理性ではなく、シアトルこども病院の対応の倫理性が問われた可能性があるのではないか。つまり、この事件の本質は病院内倫理委員会の政治的なぜい弱性という、実は別問題ではないのか——。

しかし、不幸なことに事件はそういう展開をたどらず、アシュリーのケースを〝前例〟として、重症児に対するこれらの過激な医療介入の是非が延々と議論される不幸な事態を招いてしまった。

生殖補助医療技術によって夫婦以外の女性に身体を借りて子どもを産んでもらうことだって可能だという考えを、誰か一人が思いついてしまったら、それまで誰も思いもよらなかった技術の新たな適用方法には「代理母」という名前が付けられ、もはや思いつかれる以前の世の中には決して戻らないのと同じように、本来なら起こらなかったはずのケースが起こってしまった以上、どんな事情であったにせよ、「起こらなかったはずだった」ことには、もはやほとんど意味がないのかもしれない。

もともと〝アシュリー療法〟論争には、最初から、アシュリーの個別ケースを巡る論争と同時に、重症児一般にそれを適用することの是非を巡る論争という二つの異なった位相が混在していた。二〇〇六年のガンサー&ディクマ論文は重症児一般への適用を提唱するものだったし、同様に、アシュリーの親のブログも〝アシュリー療法〟を広く世の中の重症児に一般化することを目的の一つとして書かれたものだ[16]。

メディアとインターネットで多くの人を巻き込んで過熱した論争が収束した後、今に至るまで、ディクマやその周辺人物を中心に、成長抑制療法を一般的な重症児への〝治療〟として定着させていこうとする執拗な動きが続いている。それに対して様々な分野の学者や障害当事者からの批判が起こる形で、後者の論争も続いてきた。さしものディクマも、もはやlittle girlについても親の愛についても語らない。戦略の対象ターゲットを世論から、医療専門職や医療倫理や生命倫理など関連学問領域の学者へと変え、医療倫理の問題として専門職に向けて正当化する論文を書き、一般化の理論を構築しようとしている。二〇〇九年には、自らの正当化論を、そのまま医療現場での実施に向けたガイドラインに仕立ててしまおうとも試みた。彼の〝アシュリー療法〟の正当化・一般化の議論がアシュリーの個別ケースの正当化の議論を基本的には踏襲しているため、二つの位相の議論を厳密に区切ることは困難である。そこでは、アシュリー・ケースそのものの持つ特異性はもはや大きな意味を持たないのかもしれない。

また、もう一つ、アシュリーの個別ケースの特異性がもはや大きな意味を持たないかもしれない理由がある。後の章で述べるように、当時の米国社会で起こっていた諸々や、その後、現在までの間に欧米の医療の周辺で起きている急速な変化を考えると、仮にあの段階でアシュリー・ケースが存在しなかったとしても、本質的には同じ問題提起が――もちろん具体的な形は違っていたにせよ――どこかで行われただろうとも考えられることだ。

〝アシュリー療法〟論争と同時に、米国を中心に英語圏の医療倫理で起こっている諸々をあらまし追いかけてきた今、改めて振り返ってみると、アシュリー・ケースと、それを巡る二〇〇七年の第一期〝アシュリー療法〟論争は、その後の米国の医療倫理・生命倫理がたどる方向性を、非常に象徴的に示唆する論争だったと痛感せざるをえない。象徴的に示唆することによって、アシュリーの個別ケースと、それを巡る倫理論争は、既に個別の特異性から離れて一般化されているとも言えるのかもしれない。

もちろん、アシュリー・ケースの特異性は、いつか明るみに出る日が来るだろう。また、そうでなければならないと私は願っている。

■注

1）http://www.dailymail.co.uk/femail/article-426575/Why-froze-little-girl-time.html

2）前掲第４章　５）に同じ
この記事が唯一、シアトルこども病院のガンサー、ディクマ以外の医師の、この件についての声を拾ったもの。報じられている以上に、病院内には反対意見があったことを数人の医師が証言している。それらの証言では言外に多くのことが語られて興味深い。神経発達プログラム担当医師であるジョン・マクローレンが「このアイデアを快く思っていない人も何人かいたし、まったく反対の人もいました」と語っている。
http://blogs.yahoo.co.jp/spitzibara/7429272.html

3）倫理委の「コンセンサス」を疑わせる医師らの具体的な発言は、以下の英語ブログのエントリーにまとめている。
http://huahima.wordpress.com/2008/08/30/what-was-the-committee-conclusion-what-kind-of-consensus-was-it/

4）二〇一〇年一月にアメリカン・ジャーナル・オブ・バイオエシックス誌に掲載予定のディクマとフォストの共著論文 Ashley Revisited: A Response to the Critics は、ピア・コメンタリー募集のため、二〇〇九年四月二七日に公開された。
http://blogs.yahoo.co.jp/spitzibara/56549548.html　など。

5）ディクマ自身が委員長であったかのような表現の報道も多く、同医師自身、インタビューの際にそういう表現をされても訂正してもいないが、二〇〇七年五月五日に行われた特別倫理委員会で、彼は委員長ではなかった。また、当該ケースの担当倫理学者として、同医師がこの特別倫理委にどのように位置づけられていたのかという点も不透明なままである。
http://blogs.yahoo.co.jp/spitzibara/10887877.html
米国医師会新聞二〇〇七年三月一二日号でのディクマのインタビュー記事に至っては、施設内審査委員会がアシュリーのケースを検討し、同医師がその委員長であると書いている。しかし、この誤解についても、インタビューを受けたディクマ自身もシアトルこども病院も訂正せず放置した。
http://blogs.yahoo.co.jp/spitzibara/34952369.html

6）http://www.seattlepi.com/local/314810_ashley09.html

7）前述のサロンの記事で、シアトルこども病院のマクローリン医師は病院内に批判や反対があったことを認めた後で「最終的に、その日の議論を決定づけたのは両親がこれをやりたいとはっきり強く主張する姿勢（the parents' articulate and assertive approach）でした」と語っている。

8）「ラリー・キング・ライブ」に生出演した際にも、ディクマ医師は何が行われたのか説明を求められて、ホルモン療法による成長抑制と子宮摘出の二つだけを答え、乳房摘出を伏せている。

http://blogs.yahoo.co.jp/spitzibara/9272446.html

9）前掲4）に同じ

10）これもサロンの取材記事。

11）http://www.thestar.com/article/169916

12）カナダ、アルベルタ大学の障害学の学者で、重症児の父親でもあるディック・ソブセイが、シアトルタイムズの編集者への書簡で、当該ケースについて論文の著者としてディクマ医師がアドボケイトとして振る舞うのは当たり前のこととしても「それと同時に、自分が中立な立場の倫理の専門家であるかのように見せようとするべきではない」と、批判した。ソブセイはその後も一貫して、医師らの正当化について、その問題を指摘し続けている。

http://seattletimes.nwsource.com/html/opinion/2003708123_wedlets16.html

13）http://www.ama-assn.org/amednews/2007/03/12/prse0312.htm#sb1

http://blogs.yahoo.co.jp/spitzibara/49752544.html

14）この二つの情報がメディアから消えたことについては、以下のブログ・エントリーに。

http://blogs.yahoo.co.jp/spitzibara/12215791.html

http://blogs.yahoo.co.jp/spitzibara/12320710.html

15）私はアシュリー事件の背景について、これまでの検証に基づき一つの仮説を立てている。もちろん、あくまでも仮説に過ぎない。

http://blogs.yahoo.co.jp/spitzibara/27156879.html

16）父親のブログの副題は Towards a Better Quality of Life for "Pillow Angels" と、「枕の天使」が複数形になっている。「世の中の〝枕の天使ちゃん〟たちの、より良いＱＯＬのために」。また本文中でも、このブログを立ち上げた目的について、世の中の人やメディアの誤解を解くことと同時に、アシュリーと同じような重症重複障害を持つ子どもたちとその家族のために、〝アシュリー療法〟が利用可能なものとして普及していくことを願ってのことだとも書かれている。

第2部　アシュリー事件　議論と展開

6. 議論

〝アシュリー療法〟論争には、非常に多くの人が参戦した。ここでそれらの人々の言説をいちいちとりあげて論じることは紙面の上からも不可能だし、また研究者でも学者でもない私はその任でもない。学術論文については立命館大学グローバルCOEプログラム「生存学」創成拠点のHPに「アシュリー事件」というページ[1]が設けられている。私も情報提供のお手伝いをさせていただいた。すべてが網羅されているわけではないし未整理でもあるけれど、あらましの論文はそこに挙げられている。それ以外のもので、特にインターネットで読めるものについては、拙ブログの「Ashley事件関連資料リンク集一覧」[2]や、二〇〇七年当初からリアルタイムで論争を追いかけつつ書いてきたエントリーを参照されたい。ただし、それぞれのエントリーは、あくまでも、そのエントリーが書かれた時点における事件の検証過程の一考察に過ぎず、知識不足や認識の足りない部分も多く含まれている。また、必ずしも細部まで現在の私の情報整理や考えと同じだとは限らないことをお断りしておきたい。

ここでは、ガンサー、ディクマ両医師の論文と同時に米国小児科学会誌に掲載された、編集委員ジェフリー・ブロスコらによる論説[3)]を紹介し、その論説に沿って批判を展開した米国知的・発達障害学会のポジション・ペーパーにも補足的に触れて、当時の議論の大まかな論点を振り返るにとどめる。

ブロスコらの論説は、論文の著者らが症例を公にして議論を問うたことを評価するものの、成長を抑制しようとの試みを「判断を誤っている (ill advised)」とし、問題点を四点指摘した上で次のように結論付けている。「重症障害児における成長抑制の妥当性は、診察室という密室や、組織内に限定された検討委員会だけではなく、障害者の人権運動と、重症発達障害児・者への良質な在宅介護ケアの悲しいほどの貧困という社会政治的文脈の中で裁かれるであろう。……(中略)……大量ホルモン療法が正しい方向なのであれば、コミュニティ全体から一般的承認が得られるだろうし、もしもそうでなくて批判が起こるのであれば、禁止されることになろう」。

以下、論説が指摘した四つの問題点に沿って、第一期〝アシュリー療法〟論争の議論を簡単に振り返ってみたい。

■効果はあるのか?

①この療法の効果も副作用も、動機となった「背が低く軽い方が、背が高く重いよりも自宅で介護できる時期が長くなり、本人もより幸福」との仮説も、充分に科学的に検証されていない。

論説は、最初のこの点について「まず現実問題として、この療法に効果があるのか?」と問う。そして、この問いは、さらにいくつもの問いに分岐していく。

「エストロゲンの大量投与は実際に身長を抑制するのか」。かつての症例は、通常よりも背の高い(そして、それ以外には正常な)少女たちが成人した際の身長を抑制するもので、身長が通常の伸びを示している障害児での効果は未知。また、重症児における身長と体重の伸びの特性はどうなのか、家族の介護負担を問題とするなら、肝心なのは体重の方だが、身長と体重の相関関係はどうなのか。

また、この治療の動機として挙げられている、背が低く体重が低い重症障害のあるヤング・アダルトの方が、背が高く体重が重いよりも「長く家庭にとどまることができる」との仮説についても、著者らが言う「より幸福である」との仮説についても、論説は実際にランダムな治験やその他、厳密に適切な方法によるフォローをしてみなければわからない、とする。

効果の点については、ディクマと同じシアトルこども病院トルーマン・カッツ生命倫理センター所属の医師であるベンジャミン・ウィルフォンドが、経管栄養の重症児の体重抑制ならカロリー管理によって家庭で十分に可能なのだが、このケースではそこに医療職の関与を求めた点が特徴的だと指摘していることは非常に興味深い。[4)]

また、前述のディック・ソブセイは、エストロゲンに体重増加の副作用があることの矛盾を指摘し、その後も一貫して身長抑制の効果に疑問を投げかけている。[5)] その他の医師らから効果を問題視する声があった他にも、重症児の身長や体重が典型発達をたどることは少ないとして、わざわざこのようなラディカルな方法を取らなくとも、少なくとも、もう少し待って様子を見てもよかったのではないかとの指摘も多数あった。

副作用について、ブロスコらの論説は特にエストロゲンは少量投与にもけいれん誘発作用が認められていることを指摘し、けいれん発作を伴いがちな重症児への大量投与の副作用を考慮する必要を指摘する。血栓症や発がんリスクはよく指摘されるが、これは、あまり他では指摘されていない副作用リスクであり、ガンサーとディクマも論文でとりあげていない。考えてみれば重大な指摘である。

■「科学とテクノで簡単解決」文化

②アメリカでは既に外見を目的に体に手を加えることが広く行われており、もしも人の価値を身体的外見以上のものと信じるならば、この点では成長抑制の否定は出来ない。

二〇〇七年一〇月に米国知的・発達障害学会（ＡＡＩＤＤ）が学会誌の一〇月号に西オレゴン大学の特別教育教授、ハンク・バーサニら一三名を著者とし、同学会の立場表明として「正当化できない非治療－障害を根拠とする若年者への成長抑制の問題」[6]を発表した。ＡＡＩＤＤは、ブロスコらの提示した懸念をほぼ共有しつつも、①に見られる、ランダムな治験の対象として部分的に肯定する姿勢と共に、右の②について、障害者運動の主張への大きな曲解であり論理を転倒させている、と批判している。

成長抑制の結果としての「外見」については、後にも触れるが、重症障害を理由に、障害のある身体に意図的に手を加えて、その結果として、さらに外見が変わることは、むしろ障害に対するスティグマを強化することに結び付くという指摘が、障害当事者や障害学、法学の学者などからも相次いだ。

しかし、この二点目の指摘を、従来のような治療目的ではなく、能力や外見といったパフォーマンス向上、いわゆるエンハンスメント目的で医療技術を用いることはどこまで許されるべきかという問題提起と捉えれば、それは確かに〝アシュリー療法〟というアイディアが提示する論点の一つでもあるだろう。科学とテクノロジーによって人類の能力を向上させ、多くの人間社会の抱える問題を解決して、超人類のユートピアが出現するとの理想を共有するトランスヒューマニストらが、〝アシュリー療法〟論争で即座に擁護に乗り出したことは、決して偶然ではない。

例えばアシュリーの父親が引用した、あの「グロテスク」発言のドゥヴォスキーはカナダ・トランスヒューマニスト協会の創設者であり会長である。ドゥヴォスキーは論争時はBBCのインタビューも受けた。[7] また一月五日にCNNのナンシー・グレイスのトーク番組に登場して〝アシュリー療法〟を強く擁護したジョージ・ヒューズ[8]は、番組では伏せていたが、世界トランスヒューマニスト協会の創設者の一人。この出演の時点では同協会の事務局長だった。

また、ヘイスティング・センター・レポートの二〇〇七年三‐四月号に、子宮と乳房摘出については利益とリスクのバランスが取れないものの、成長抑制療法は本人の最善の利益にかなうとする論文[9]を書いた著者三人のうちの一人は、ラディカルな功利主義発言で有名な倫理学者のジュリアン・サヴレスキュ。彼はまたスポーツにおけるステロイド解禁説では最も急進的な提唱者でもある。ディクマの師匠に当たり、米国小児科医学会で非常にラディカルな功利主義的医療倫理を説き続けているウィスコンシン大学のノーマン・フォストもサヴレスキュと並んで、米国の一般国民には最もよく知られているステロイド解禁論者だ。[10] フォストは「ラリー・キング・ライブ」を始め二〇〇七年一月当時から論争に参戦しており、後述するように、アシュリー事件では最重要人物の一人である。サヴレスキュ、フォストとも生命倫理学者ではあるが、極めてトランスヒューマニスティックな考え方の持ち主だ。こういう顔ぶれが〝アシュリー療法〟論争に関与していることは注目に値するだろう。[11]

米国では健康上の必要はなくとも、パフォーマンスやQOLの向上、または社会的な目的で科学とテクノロジーによって身体に手を加えることに対する抵抗感は、どんどん薄れてきている。たとえば子どもの肥満への対応策として胃を縛って小さくするバンディング手術を受けさせる親が増えていたり、乳がんや胃がんの予防で健康な乳房や胃を全摘することが特殊な事例でなくなりつつあったり、ADHDの治療薬を使って試験前の勉強の効果をあげる大学生が増えている、などの傾向が報道されている。[12]

私は〝アシュリー療法〟問題とその周辺を調べているうちに、米国社会に広がっていくこうした傾向を知り、懸念とともに「〝科学とテクノで簡単解決〟バンザイ文化」と呼ぶようになった。〝アシュリー療法〟に対してeasy fixだとか、technical fixだとの批判が出ていたのは、そうした「〝科学とテクノで簡単解決〟文化」を意識したものだろう。〝アシュリー療法〟のアイディアは、そのような米国文化の変貌[13]を背景にして生まれてきたものだろうし、アシュリーの父親がＩＴ業界に身を置く人物であることとも無縁ではないと思う。

また、トランスヒューマニストや「〝科学とテクノで簡単解決〟文化」に共通している「科学とテクノによって人間の能力や機能は思いのままに伸ばせるし、それはいいことだ」という認識の基盤には、非常に偏った能力至上、とりわけ知能至上の価値観の匂いがする。そうした文化や価値意識を共有する陣営からの〝アシュリー療法〟擁護論の基盤に、いわゆる〝パーソン論〟があることも見逃せない。〝人格(person)〟と認めるに足りる知的能力を持たない重症障害児に道徳的な地位はないとの持論で有名なピーター・シンガーは、前述のＮＹタイムズの論説で、「アシュリーの生活で大切なのは、彼女が苦しまないこと」と書いた。トランスヒューマニストらには、知的能力が低いために〝人格〟とみなさず「無用な苦痛を与えられない権利」のみを持つとされる生物の分類があり、彼らはそうした存在を〝センティエント〟と称する。そうあからさまに明言はしていないものの、シンガーやトランスヒューマニストらの発言からは、彼らはアシュリーを〝センティエント〟と捉えているものと推測される。[14]

アシュリーの父親も、彼らと非常に近い考え方をする人ではないだろうか。そこに共通している考え方とは、「知的レベルの低い重症児はその他の障害児・者や障害のない我々とは異なった存在である。彼らには尊厳や権利という考え方よりも、利益とリスクや害とを検討して、最善の利益を考えてやるのが親切であり、それが彼らの権利や尊厳を尊重するやり方である」というものだ。

■優生思想の歴史とセーフガード

③優生思想の歴史にかんがみて、重症児の成長パターンに手を加えることには最大限の慎重さが求められる。仮に実施する場合でも、最大のセーフガードと保護が必要。

優生思想による強制不妊の歴史については、ガンサー&ディクマ論文も簡単に言及していた。しかし、ガンサーらは二つの意味で、過去の障害者に対する強制不妊とは違う、との立場をとっている。まず、これほど重症の障害のある子どもたちが現実問題として子どもを産みたいと望むと思えないこと。（したがって生殖権の侵害には当たらないと言外に主張している）。もう一つは過去の虐待は社会や親や介護者の利益のために行われたもので、今回のように本人の利益のために行われたものとは違う、との立場である。そして、論文では「過去の虐待（優生手術を指す）をもって、利点がありそうな目新しい療法をやってみてはならない理由にすべきではない」と書いた。また前述のノーマン・フォストは、「ラリー・キング・ライブ」出演時に、優生思想とは国家が人口施策として行うものであり、それ以外は優生思想ではない、として、優生思想だとする障害当事者の批判をつっぱねた。

ブロスコらの論説は、二〇世紀初頭から一九六〇年代の終わりまで続いた優生施策によって六万人が強制不妊手術を受けさせられた事実を振り返る。七〇年代に入っても、優生思想は残り、ダウン症の子どもには腸閉そくの手術を行わずに死なせることが行われていた。そうした過去の歴史を振り返り、「重症児の成長パターンにラディカルに手を加えようとの提言は、この上なく子細に検討されるべきであり、仮に実施されるにしても、この上なく徹底したセーフガードと保護が必要である」と述べる。

実際、こうした歴史を踏まえて、米国のいくつかの州は、知的障害児・者への不妊手術については特に慎重に裁判所の命令を必要とすると州法で規定している。シアトルこども病院のあるワシントン州もその一つである。WPASの調査が最も重要視したのは、アシュリーの子宮摘出がワシントン州法の規定に違反している点だった。そして、ホルモン療法による成長抑制と乳房摘出についても、その侵襲度の高さ、不可逆性をかんがみると、いずれも子宮摘出と同じく裁判所の命令を必要とする医療介入であると判断した。ブロスコらの論説も、成長抑制の侵襲度の高さは過去の優生思想を念頭に慎重に検討すべきであるとする点で、ＷＰＡＳと同じ立場をとっている。

確かに米国では医療に関する意思決定を個人の選択権に帰して、公権力の介入を警戒する傾向は非常に強い。しかし、知的障害児・者に対する侵襲度の高い医療については、多くの生命倫理・医療倫理の議論があり、裁判所の判例もあり、学会指針などもあって、それらを総合したところには、既に一定の然るべきプロセスのスタンダードが存在するように思われる。それは、また、子どもの医療に関する意思決定権は基本的には親のプライバシー権であると理解されている米国で、どのような医療行為が親の決定権の外にあるのか、その場合の意思決定における然るべきプロセスとはどのようなものかについて、緩やかながら一定のスタンダードが存在しているということでもあるだろう。これについては、最も重要な論点でもあるため、第２部で改めて詳細に議論をたどることにしたい。

アシュリー・ケースでの決定プロセスは、ＡＡＩＤＤのバーサニらの論文も問題視した。特に「本人の法的権利を独立して代弁するものが不在であること」「障害者の権利擁護と自己決定に知識のある専門家が不在」の二点を問題視する。二〇〇七年五月にシアトルこども病院が開催したシンポの際、オレゴン州在住で非営利団体インターセックス・イニシアティブ代表の小山エミが会場から発言し指摘したのも、この二点だった。[15] 本人のみの利益を代理する者による敵対的審理が行われていない。倫理委のメンバーに障害者運動の活動家が含まれていない。この二点は、右の知的障害者の権利擁護の然るべき代理決定のプロセスの問題であると同時に、障害者運動が掲げてきたNot about us without us. の主張とも重なる。

障害者の権利擁護の観点からは、この他、多くの当事者団体から国連子どもの権利条約に違反する可能性や、ちょうど二〇〇六年一二月に採択されたばかりの国連障害者権利条約に違反するとの批判が上がった。基本的人権の侵害、国連障害者権利条約に規定された「身体の統合性(integrity)に対する権利」の侵害、「アシュリーの尊厳を侵している」との指摘がそれだ。

一方、ディクマは、「ラリー・キング・ライブ」で次のように語っている。

「生後六ヶ月の世界に反応するのならば、生後六ヶ月として接してあげるのが尊厳」

「大事なのは、この問題で発言している障害者の人権擁護の人たちとアシュリーとは状態が違うんだと認識すること」

「何が尊厳で何が人間的で何がＱＯＬかというのは、その人の立場によって違い……」

ディクマは二〇〇九年六月にフォストらと共著で小児科学会誌に書いた論文[16]で「定義な

しに使っても尊厳は〝無益な概念〟」と書き、成長抑制療法は重症児の尊厳を侵害するとの批判を一蹴した。この点もまた、当初の論争が収束した後になって様々な分野の学者が論文を書くにつれ、深められていくことになる。

■医療化よりもサービスと支援

④問題の範囲は医療を超えている。必要なのは、もっと多くの医療ではなく、もっと多くの在宅サービスであろう。

前述のサロンの記事で、オレゴンの医療科学大学の神経発達専門医メルケンズは、病気でもなく痛みがあったわけですらないのに、基本的に介護の問題であることを〝医療化〟している、と批判した。〝医療化〟の問題は、②の科学とテクノロジーによる簡単解決文化とも繋がって行くだろう。

第1章で触れた、障害のある人の尊厳のための連帯声明〝アシュリー療法〟へのリアクション・サイトによると、二〇〇七年の一年間に六〇以上の障害者団体から抗議の声が上がったとのこと。その多くは、アシュリーに行われたことは尊厳と権利の侵害だと糾弾し、「身体を変えるな、社会を変えよ」と主張した。バーサニらが決定プロセスに「選択肢が広がりつつある在宅サービスに詳しい専門家」の不在を指摘するのは、ブロスコらのこの四点目の指摘にも繋がっていくだろう。

ペンシルバニア大学の倫理学者、アーサー・キャプランは二〇〇七年一月五日にＭＳＮＢＣに寄せた論考で、親のロジックも医師らがＱＯＬを言うのも理解はできるが、「道徳的に間違っている」、「アシュリーの背を低いままにするのは、米国社会が重症児と家族の支援においてすべきことをしていないという、社会の失敗を医療で解決しようとするもの」と批判し、次のように締めくくった。

「アシュリーの親のような家族に必要なのは、もっと多くの支援、資源、介護し続けることの過酷なプレッシャーから離れられる休息、そして、親亡き後も娘がどこかで安全にケアされるだろうとの何がしかの希望なのだ。米国は重い知的障害と直面するアシュリーにもアシュリーの親にも、その他多くの親にも子どもたちにも、未だその約束をしていない。その約束をすべきである」[17]

バーサニらはブロスコらが見落とした点として、アシュリーの知的機能に対する主治医らの判断が「主観に彩られている」ことを追加して挙げている。この点については、すでに第３章でステレオタイプの問題として詳細に取り上げたが、第３章で触れた他にも、自分で動くことのできないアシュリーが寝かせられた枕の上でじっと横たわっていることから、両親が〝枕の天使ちゃん　Pillow Angel〟という愛称で呼んでいることについても、不当な〝赤ちゃん扱い〟であるとの批判の声が高かった。

■注

1）http://www.arsvi.com/d/i012006a.htm

2）http://blogs.yahoo.co.jp/spitzibara/49643469.html

3）Growth Attenuation: A Diminutive Solution to a Daunting Problem, Jeffrey P. Brosco, Md, PhD; Chris Ferdtner, MD, PhD, MPH, Arch Pediatr Adolesc Md. 2006; 160:1077-1078
http://archpedi.ama-assn.org/cgi/content/extract/160/10/1077

4）https://www.scientificamerican.com/article.cfm?id=the-pillow-angel-case--th

5）http://whatsortsofpeople.wordpress.com/2010/01/13/ashley-effects-of-estrogen-on-weight/
http://blogs.yahoo.co.jp/spitzibara/58131999.html

6）Unjustifiable Non-Therapy: Response to the Issue of Growth Attenuation for Young People on the Basis of Disability, Intellectual and Developmental Disabilities　VOLUME45, Number5:351-353
著者は以下の１３名。Hank Bersani,Jr., David A. Rotholz, Steven M. Eidelman, Joanna L. Pierson, Valerie J. Bradley, Sharon C. Gomez, Susan M. Havercamp, Wayne P. Silverman, Mark H. Yeager, Dane Morin, Michael L. Wehmeyer, Bernard J. Carabello, and M. Crosser
http://blogs.yahoo.co.jp/spitzibara/21746393.html

7）http://news.bbc.co.uk/2/hi/americas/6229799.stm

8）http://transcripts.cnn.com/TRANSCRIPTS/0701/04/ng.01.html
http://blogs.yahoo.co.jp/spitzibara/15568105.html

9）The Ashley Treatment: Best Interests, Convenience, and Parental Decision-Making: Can we justify surgically altering a severely impaired child?　S. Matthew Liao, Julian Savulescu, and Mark Sheehan, Hastings Center Report 37, no.2 (2007):16-20

10）Point/Couterpoint: Allow Drugs in Spots: Athletes should be Allowed to Reach Maximum Performance ABC News January 10,

2008
二〇〇八年一月にニューヨークで行われた、ステロイド解禁の是非を巡っての大きなディベイトで、解禁派のチーム三人のうち二人はフォストとサヴレスキュだった。
http://blogs.yahoo.co.jp/spitzibara/31207699.html
http://blogs.yahoo.co.jp/spitzibara/42778785.html

11）二〇〇七年一月から二月にかけての論争当時、メディアに登場して擁護した人物の背景を調べると、そこには二つのくっきりした系譜が見てとれる。一つはここに述べたように、そうとは名乗っていないがトランスヒューマニストたち。もう一つは、事件以前からシアトルこども病院と近しい関係にある倫理学者たちである。
http://blogs.yahoo.co.jp/spitzibara/30521772.html

12）http://www.washingtonpost.com/wp-dyn/content/article/2009/02/23/AR2009022301966.html
http://blogs.yahoo.co.jp/spitzibara/49841100.html
http://www.nytimes.com/2007/09/16/health/16gene.html?_r=1&scp=1&sq=breast%20cancer%20preventative%20mastectomy&st=cse
http://www.msnbc.msn.com/id/13302109/
http://host.madison.com/wsj/news/local/education/university/article_b838a6ca-0c05-11e0-a271-001cc4c002e0.html

13）米国政府もナノ、バイオ、インフォ、コグノの新興テクノロジーによるエンハンスメントで人類改造を目指していることを示すレポートとして、二〇〇二年に米科学財団と商務省が出した Converging Technologies for Improving Human Performance がある。その内容の一部は拙ブログの「米政府ＮＢＩＣレポート」の書庫で紹介している。

14）ヒューズはその著書 Citizen Cyborg：Why Democratic Societies Must Respond To The Redesigned Human Of The Future（Westview Press, 2004）の中で、人類が高度なサイボーグと化した近未来の社会における、市民のタイプ別に認められる権利を次のように規定している。
完全な市民権（自己決定、投票と契約を結ぶ権利）を与えられるのは、「理性ある成熟した人格」という意識状態にある「エンハンスされている・いないを問わず大人の人間と、認知能力がそれに匹敵する者」。

障害市民権（生命と、完全な自己決定を行うための補助への権利）が与えられるのは、人間の子ども、認知症と精神障害のある人間の大人、そして大型類人猿。彼らの意識状態は「人格（自己意識）」と呼ばれる。

「感覚のある財産」というステイタスで「不要な苦しみを味わない権利」を与えられるのが、ほとんどの動物。胎児。植物状態の人間。彼らの意識状態が「センティエント（快と痛などの感覚がある）」。

権利を持たない「財産」と規定されるのは、脳死の人間。胚。植物。物品。彼らの意識状態は「ノット・センティエント（感覚がない）」。

トランスヒューマニストらが書いたものを読むと、彼らは障害について驚くほど無知で、知的障害も精神障害も混同されていることが多い。ヒューズがここで挙げている「精神障害者」も「知的障害者」を含んでいる可能性が高い。

不思議なのは、アシュリーがどこに位置付けられるのかという点だ。もともとヒューズの分類の中には「障害のある子ども」が存在しないという不備はあるのだが、仮にヒューズの「精神障害」が「知的障害」も含んでいるとすれば「認知症と精神障害のある人間」と「人間の子ども」と二つの条件を満たすアシュリーは「障害市民」に含められるべきだろう。しかしヒューズもシンガーも、その発言から推測すれば、アシュリーを「センティエント」だと考えている。しかし、アシュリーは「ほとんどの動物」ではないし「胎児」でも「植物状態の人間」でもない。それなのに、なぜセンティエントに分類されるのか。ここに作用しているのは、あの日本のネットサイトの記者と同じ、重症重複障害児・者に対する無知と偏見、それによるステレオタイプではないのだろうか。

http://blogs.yahoo.co.jp/spitzibara/26518633.html
http://blogs.yahoo.co.jp/spitzibara/26663711.html

15）http://macska.org/article/186
http://macska.org/article/188

16）Growth-Attenuation Therapy: Principles for Practice
David B. Allen, Michael Kappy, Douglas Diekema and Norman Fost
Pediatrics 2009;123;1556-1561

17）http://www.msnbc.msn.com/id/16472931/
http://blogs.yahoo.co.jp/spitzibara/13721778.html
http://blogs.yahoo.co.jp/spitzibara/13724817.html
http://blogs.yahoo.co.jp/spitzibara/31599932.html

7. WPAS調査報告書

〝アシュリー療法〟論争が起きた二〇〇七年は、くしくも米国で優生施策が法制化されて一〇〇年目に当たる節目の年だった。インディアナ州に断種法が作られたのは一九〇七年。世界初の断種法の制定だった。その後、三〇以上の州がインディアナ州の後に続く。一九二七年、「痴愚が三代も続けば十分」との悪名高い言葉と共に、知的障害のある女性キャリー・バックに強制不妊手術を命じたヴァージニア州のバック vs ベル判決は、断種法の合憲性を認め、優生施策が全米に広がるきっかけとなった。

ヴァージニア州の州知事は二〇〇二年、「州政府が関与すべきでない恥ずべき試みだった」と述べて優生施策を公式に謝罪。[1)] 〝アシュリー療法〟論争があった二〇〇七年にはインディアナ州が、優生法制化一〇〇周年イベントを開催[2)]し、四月一四日、法制化で自らが果たした役割を公式に謝罪した。[3)]

このような歴史の過ちを踏まえ、米国のいくつかの州では特に知的障害者に対する強制不妊手術には一定の法的規制をかけている。ワシントン州もその例外ではない。WPAS

が問題視したのは、知的障害者の強制不妊に裁判所の命令を必要とする州法違反だった。Washington Protection and Advocacy System（現在はDisability Rights Washington）[4]は連邦政府から資金を受けて活動する障害者の人権擁護の監視団体。虐待やネグレクトが疑われる場合には一定の調査権限をもつ。

■医療決定における障害者の権利

ＷＰＡＳの調査報告書が、医療についての決定を巡る権利の問題を整理している内容をまとめると、おおむね以下のようなものになる。

米国憲法が発達障害のある成人も子どもも含めて万人に認める権利の中には、修正条項第一四条に規定された自由とプライバシーの権利が含まれる。生殖に関する決定を行う権利、同意なく侵襲的な医療を施されない権利も、プライバシー権に含まれる。これまでの連邦裁判所の判例から、修正第一四条のプライバシー権には、避妊、中絶についての決定権と、強制的な不妊手術をされない権利も含まれる。ワシントン州では、州法やワシントン州最高裁の判断によって、プライバシー権には中絶に関する決定権、ターミナルな患者の死のプロセスを長引かせるだけの終末期医療の拒否権[5]、強制不妊手術から保護される権利などが含まれている。

ＷＡ州法は、意思決定能力のある成人にインフォームド・コンセントの規定のもとで治療に関する意思決定を行う権利、治療を拒否する権利を認めているが、意思決定能力を欠いた成人の場合には、個別の判断となる。例えば終末期医療の拒否については、特に裁判所の関与を求めず立法府のガイドラインで良いとし、法定後見人が州法の求める然るべきプロセス（デュー・プロセス）を十分に踏まえたうえで代理決定することができる、と規定する。

ただし例外として、ＷＡ州最高裁と州法によって、法定後見人にも代理決定権を認めず、司法の介入が必要とされているのは、精神科の電気ショック療法、抗精神病薬の強制投与、強制不妊手術など侵襲度の高い医療。これらについては治療が実施される前に裁判所の命令が必要となる。

また、米国最高裁は、未成年の子どもの医療に関する決定を含めて、子どもの育て方について親に自由とプライバシー権を認めている。ワシントン州法も同様で、親の権利は法定後見人よりも大きい。しかし、ここでもまた精神科への入院治療、緊急に命にかかわる場合以外の電気ショック療法、成熟した未成年の中絶、不妊手術など、親が未成年に侵襲度の高い医療を求める場合、特に親の利害が子ども本人の利害と異なる場合には、親にはそれらの治療に同意する権限はない。
ワシントン州最高裁は、発達障害を理由に未成年の不妊手術に親が同意する場合には、それ以前に裁判所の検討と同意が必要だと判断している。強制不妊手術が子どもの基本的自由とプライバシーの権利を大きく脅かすものだからである。したがって、子ども本人の権利を保障するためのデュー・プロセスとして、未成年の不妊手術が法的に認められるかどうかの検討のためのヒアリングでは、利害関係を持たない法的代理人（guardian ad litem）または弁護士などの第三者によって子ども本人の利益が代理されなければならない、単に代理されるだけでなく熱心な敵対的審理が行われなければならない、と求めている。

WPASの調査報告書は、裁判所の命令なしに行われたアシュリーの子宮摘出は憲法で認められたアシュリーの自由とプライバシー権、さらにコモン・ロー（慣習法・判例法）で認められた身体の統合性を侵襲されない権利を侵害したと結論づけた。また、乳房芽の摘出（WPASの報告書は「乳房芽」という用語を使っている）とホルモン療法による身長抑制についても、侵襲度の高さと不可逆性を理由に、子宮摘出と同じくアシュリーの権利を侵したと結論した。

さらにWPASは、アシュリーに障害がなかったら求められることがなかったと考えられる点から、アシュリーに行われた医療介入が、州法でも連邦法でも禁止されている障害者差別にあたる可能性も指摘した。

■病院との合意事項

それらの指摘にのっとり、シアトルこども病院とWPASとの合意事項として記載された今後の是正策は以下の通り。

・子ども病院は、裁判所の命令なしに発達障害のある人の不妊手術を禁じる、病院としての方針を策定・実施し、病院内の統制と監視を強化する。発達障害のある人の不妊手術の要望があった場合には、WPASに通知する。

・子ども病院は、裁判所の命令なしに（上訴期間を含める）発達障害のある人への成長を抑制する医療介入を禁じる方針を策定・実施し、病院内の統制と監視を強化する。特に薬局にホルモンの大量処方をコンピューターでモニタリングする機能を設けることを、その方針に含める。

・いずれの方針についても、子ども病院はWPASと相談し、その後二〇〇七年九月一日までに策定する。
・これらの方針や発達障害のある人への成長抑制医療介入の倫理問題について、病院職員への研修を行う。
・病院内倫理委員会に、WPASの推薦を受けた障害者の権利アドボケイトを含める。また必要に応じて、発達障害者の医療や介入に詳しい分野の専門家を含める。

もっとも、共同記者会見の際に子ども病院側が出したニュース・リリースのトーンは、子宮摘出の違法性を認め、その責任を認めてはいるものの、是正行為の内容はWPASの調査報告書とはかなり異なっている。病院側がリリースで挙げている是正行為は、「こうした介入を行う際には裁判所の命令をとる」、「こうした介入を予定する際には病院の法律顧問の検討と同意を得る、顧問は裁判所の命令を確実に取らせる」、「病院内倫理委の正規メンバーとして障害者の権利アドボケイトを加え、親が裁判所の命令をとった場合には倫理委の検討を求める」の三点のみ。

なお、調査報告書に添付された両者の署名入り正式合意文書（Exhibit T）には、合意の期限について、当初期間を二〇〇七年五月一日から五年間とし、その後はいずれかが六〇日前に終了を通告しない限り五月一日に自動的に一年ずつ更新されるものと定められている。

しかし、これは多くの人が見逃している事実なのだが、いずれの是正行為についても、調査報告書の記載の通りに実施されたかどうかは、その後いっさい確認されていない。WPASも、その後の進展について全く報告していないし、米国の障害者運動の活動家らですら、WPASの調査報告書そのものを運動の勝利と捉えて歓迎し、合意事項がその後どうなったかには興味を持たないかのようだ。唯一、米国障害者権利ネットワーク(NAPAS)が何らかの方法で手に入れたらしく、二点の貴重な文書資料を公式サイトに挙げている。[6)]二〇〇七年九月一日までに策定すると合意された病院の方針文書である。それによると、不妊手術に関する子ども病院の方針は、当初の合意の期限を二ヶ月も過ぎた一〇月二九日に採択されている。しかし発達障害のある患者への成長抑制介入に関する方針は二〇〇八年四月一一日に起草されたまま、診療幹部委員会の承認も病院長らの署名欄も空白で、いまだに最終採択されていないものと想像される。

その他の合意事項についても、どこまで実施されているかは不明である。WPASには、確認し報告する責務があると私は考えるのだが、WPASが確認したのか、していないのかも不明である。

■WPASの不可解

不可解な点は、WPASの調査そのものにも、いくつかある。例えば、

・当初目的としていた〝アシュリー療法〟の費用総額と支弁者の解明が、途中でうやむやにされている。

・アシュリーのケースを検討した特別倫理委員会が病院常設の通常の倫理委とは違う事実をWPASは無視し、報告書で、あたかも病院常設の倫理委がアシュリーのケースを検討したかのような書き方をしている。

・WPASと子ども病院との間で交わされた書簡をたどると、当初、病院はWPASに対して非常にへりくだった協力的な態度を見せているが、ある時点から態度を急に硬化させ、WPASの調査権限そのものを疑うなど非協力的・高圧的に変わっている。

・特に興味深いのは、調査によりアシュリーの人権侵害が判明したと告げるWPASからの三月二七日の書簡。極めて対立的なトーンで、なおもアシュリーのケースでの支払総額と支弁者に関する情報を求め、関与した医師らの懲罰を求めている。さらに、「調査終了時には、上記以外に追加で判明することもある」見込みを示唆し

(Once we complete our investigation, we will likely have additional findings)、四月末から五月上旬の面談を要求している。病院は返信で反発をあらわにいずれの求めも突っぱねているが、その先の両者のやり取りは公開されていない。しかし、この後、なぜか両者は急転直下で合意に至り、五月八日の合同記者会見が行われるのだ。その間の事情は謎のままである。

・報告書の執筆者の一人、カールソン弁護士はその後シアトルこども病院の設置した成長抑制ワーキング・グループに名を連ねた。二〇〇九年一月にグループが発表した結論は、重症児への成長抑制には裁判所の命令は不要とするものだった。WPASとの合意を覆す内容であるにもかかわらず、カールソン弁護士もメンバーとして同意したのだとすると、それはWPASが自ら二〇〇七年五月の病院との合意事項を破棄する行いに等しい。

もっとも、二〇一〇年一一月にワーキング・グループの〝妥協点〟がヘイスティング・センター・レポートに発表された際[7)]、論文中に掲載された「二〇人のメンバーのワーキング・グループ」のメンバー・リストには一九人の名前しかなく、カールソン弁護士の名前は含まれていなかった。

■未解明の費用

WPASが調査開始時に掲げた目標は、アシュリーの個別ケースの金銭関係を含めた詳細を明らかにすることと、関与した医師らへの懲罰行為を病院に求めてアシュリー・ケースの責任を追及することなのだが、報告書を詳細に読みこむと、調査を進める過程のどこかで、アシュリーの個別ケースについての詳細や責任の追及をWPASは諦めたのではないかと思われる。むしろ今後の一般化を予想し、セーフガードを設けることの方に、調査介入の目的が微妙にシフトしていったように思えるのだ。

したがって、〝アシュリー療法〟にかかった費用の総額はいまだに解明されていない。費用の総額はだいたい三万ドルで、全額が保険会社によって支払われた、と父親のブログにも書かれており、そう誤解している人が多いが[8)]、それは事実ではない。

WPASの報告書には二〇〇四年のアシュリーの手術時の支払明細が添付(Exhibit R)されており、その際に病院側に支払われたのは二万六三八九ドル一五セント。ただし米国の医療費の支払いは、医師からは別建てで請求されるシステムとなっており、これは入院に関して病院から請求された金額に過ぎない。この他に外科医、麻酔医、内分泌医への支払い、各種検査、退院後のフォローアップの費用がかかっている。さらにホルモン療法にかかった費用もここには含まれていない。一月四日のガーディアン紙の記事[9)]には、低身長の男児に行われる成長ホルモン治療は年間四万ドルかかるとの記述がある。

また、調査報告書に添付の支払明細の中には、PREMERA MICROSOFTという記述があり、その個所に何者かが手書きの下線を加えている。PREMERAとは大手保険会社の名前と思われる。民間の保険会社が全額を支払ったと父親はブログに書いているが、シアトル在住の「ソフトウエア会社の役員」だと報じられている彼の被用者保険で支払われているからといって、健康上の必要性も緊急度もゼロの高額な医療が、一般の米国人の被用者保険でも給付対象に含まれるものだろうか。

WPASの調査報告書は、その結論部分で、アシュリーのケースで実際に裁判所に判断が仰がれていたとしても、果たして裁判所が命令を出したかどうかは分からないし、将来的にも、このような医療を裁判所が認めるかどうかは分からない、と書いている。WPASの結論は、発達障害のある子どもに、裁判所の命令なしに、結果として不妊となる手術をはじめ、侵襲度が高く不可逆的な医療介入が行われたことが、憲法、州法、コモン・ローで保障されたアシュリーの人権を侵害した、とするもの。障害者差別の可能性にも言及はしているが、主として問題にしたのは権利擁護を保障するデュー・プロセスの不在に留まったとの見方もできるだろう。病院側も子宮摘出については違法性こそ認めたものの、手続き上のミスに過ぎないという姿勢に終始した。

【ワシントン大学インフォームド・コンセント・マニュアル（二〇〇一－二〇〇四）】

WPASの調査報告書にはワシントン大学病院のインフォームド・コンセント・マニュアル（二〇〇一－二〇〇四年版）が添付（Exhibit E）されている。

このマニュアルの最後に「代理決定者の権限の限界」という項目があり、「ワシントン州法は一定の種類の医療行為に法的に権限を認められた代理決定者が同意する権限を制限している」と明記されている。その筆頭に挙げられているのは「知的に意思決定能力を欠く人の不妊手術」。ここに「法定代理人は知的に意思決定能力を欠く人の不妊手術に同意することはできない」、結果として不妊手術に至る治療にインフォームド・コンセントを与えられるのは患者のみであり、「患者がインフォームド・コンセントを与えられない場合には、裁判所の命令による許可を取らなければならない」と書かれている。

アシュリーの子宮摘出手術が行われた二〇〇四年当時、シアトルこども病院の医師であると同時にワシントン大学病院の職員であった担当医らが、このマニュアルの内容を知らなかったということは考えられないのだが、彼らはWPASから違法性を指摘された後、「法律を詳しく知らなかったし、州法はその点について曖昧なので、アシュリーの親の弁護士が裁判所の命令を不要と判断するなら不要なのだと考えた」などと言い訳した。[10]

また、ワシントン大学のマニュアルは、後見人が同意する権限を持たない治療として、けいれんを誘発する治療、精神科の外科手術、患者の自由と権利を制約する精神科の治療を挙げ、最後に「この制約の意図は、後見人やその他の法的権限を持つ代理人が、その人の身体の統合性に影響する侵襲度の高い、不可逆的な治療に同意するためには裁判所の命令が必要となる、ということである」と書いている。子宮摘出のみでなく、乳房摘出とホルモン療法による身長抑制についても、侵襲度の高さと治療効果の不可逆性を理由に、裁判所の命令を必要としたはずだとのWPASの見解は、アシュリーの手術が行われた二〇〇四年にワシントン大学病院にも共有されていた、ということになる。

【不妊手術に関する米国小児科学会指針】

WPASの調査報告書の一三ページ脚注部分に、「米国小児科学会の未成年の不妊手術に関する方針」の一部が引用されている。

外科的不妊術が最良の選択肢であると関係者が考える場合には、その目的を達成する唯一の合法的手段は裁判所に申し立てることとなろう。医師と外科医は自らが医業を行う地域の法律に通じていなければならない。

米国小児科学会の会員であるガンサー、ディクマ両医師が、この方針を知らなかったとは、なんとも不可思議なことである。

■注

1）http://www.usatoday.com/news/nation/2002/05/02/virginia-eugenics.htm
2）http://www.in.gov/judiciary/citc/cle/eugenics/index.html
3）http://www.geneticsandsociety.org/article.php?id=3444
4）http://www.disabilityrightswa.org
5）その後、WA州では二〇〇八年に尊厳死法が成立、二〇〇九年三月に施行された。二〇一〇年三月までの一年間に同法で医師による自殺幇助を受けて死んだ人は少なくとも三六人以上。
6）http://www.napas.org/ashley/Sterilization-of-Minors.pdf
http://www.napas.org/ashley/Growth-Limiting-Interventions.pdf
7）Navigating Growth Attenuation in Children with Profound Disabilities: Children's Interests, Family Decision-Making, and Community Concerns, Benjamin S. Wilfond, Paul Steven Miller, Carolyn Korfiatis, Douglas S. Diekema, Denise M. Dudzinske, Sara Goering, and the Seattle Growth Attenuation and Ethics Working Group, The Hastings Center Report 40, no.6(2010):27-40
8）二〇〇九年一〇月に医療ガバナンス学会のメルマガ　Vol.297のエッセイ「アメリカ社会のふたつの顔」で、ハーバード公衆衛生大学院リサーチ・フェローの細田満和子がアシュリー事件を取り上げ、かかった費用を「約三〇〇万円」としているが、これは事実誤認。
http://blog.yahoo.co.jp/spitzibara/56251935.html
9）http://www.guardian.co.uk/world/2007/jan/04/health.topstories3

10）http://huahima.wordpress.com/2009/03/27/what-dr-diekema-spoke-and-wrote-right-after-the-joint-press-conference-of-may-8-2007/

＊本章一一六頁一二行目の治療費金額について、正しくは二万六三八九ドル一五セントですが、本書第一刷で、誤って二六万三八九〇ドル一五セントとしてしまいました。訂正しますとともに、読者のみなさまにあらためてお詫び申しあげます。

8. K.E.J.事件とケイティ・ソープ事件

WPASの調査報告書は二〇〇七年当初の〝アシュリー療法〟論争の一つの区切りだった。報告書の発表と同時に行われた病院との合同記者会見、その直後の五月一六日にシアトルこども病院が多くの専門家や当事者をパネリストに招いて開催した成長抑制に関するシンポジウムまでが、いわば〝アシュリー療法〟論争の第一期と呼べるのではないだろうか。

調査報告書によって、アシュリー・ケースには手続き上の違法性があったことが確認された。しかも障害者の権利擁護団体の介入が大きな成果をもたらし、子ども病院に是正措置を約束させたのだ。その成果を一つの勝利と受け止めた障害当事者の間では、なんとなく一件落着の雰囲気が漂った。〝アシュリー療法〟の是非については、意見が割れる難しい問題であり、さらに議論が必要……と歯切れの悪いところに宙ぶらりんになったまま、メディアの関心も一般世論の興味も急速に冷めていった。

しかし、二〇〇八年一月、ディクマは出身校のカルヴィン大学で、アシュリー・ケースについて一般公開で講演を行う。[1] この問題について、通り一遍ではない関心と懸念を持っていた人々にとっては、事件がこのままでは終わらないことを強く予感させる出来事だった（講演とその前後の詳細については、第3部の「その後」にあらためてまとめる）。

1 K.E.J.事件

イリノイ州で、知的障害のある女性の不妊手術を巡って画期的な判決が下されたのは、その数ヶ月後の四月のことだった。[2]

知的障害のある女性K.E.J.を巡って、本人と同居しており後見人でもある叔母から出された卵管結紮の希望を二〇〇六年にクック郡の検認裁判所が却下したため、叔母が上訴していたもの。二〇〇八年四月一八日に上訴裁判所も、卵管結紮は認められないと結論した。

判決文[3]を読むと、アシュリーへの子宮摘出の違法性は単に手続き上の些細な問題に過ぎないとして、軽くいなそうとするシアトルこども病院の医師らの姿勢の不当さが、くっきりと浮き彫りにされてくる。イリノイ州の最高裁の判決がとりわけ何度も繰り返して強調するのは、不妊手術を求める側には「明白で説得力のあるエビデンスを提示することによる重い証明責任」が負わされていること。それは、「アシュリーへの利益と害を慎重に検討して、利益の方が勝ると倫理委が結論した」という以上に具体的な議論を提示することのできないディクマらの弁明における、エビデンスの不在を強く印象付けるものだ。[4)]

■K.E.J.判決(イリノイ州)

K.E.J.は八歳だった一九八六年五月二八日に交通事故で脳に多大な損傷を負い、障害者となった。妊娠したとしても子育ての能力を欠いているにもかかわらず、叔母が注意してもK.E.J.は妊娠と性行為との関連を理解せず、結婚を望んでいる男性との性行為を続けるので、二四歳の二〇〇三年一月九日、叔母がK.E.J.の卵管結紮を求める訴えを裁判所に起こした。主な理由は以下の三点。

・永続的で効果的(パッチは剥げる、注射とパッチは太る、IUDは自分で取り出す)。
・他の薬も飲んでいるのでホルモンを投与するより手術の方が身体に負担が小さい。
・もしもK.E.J.が妊娠して子どもを産んだら、後見人の自分が世話をすることになる。

イリノイ州上訴裁判所はK.E.J.について、本人に意思決定能力がないこと、生殖能力があること、性行為があること、親の責任を果たす能力がないが、その一方で子どもを産む希望を奪われることは不可逆的な心理的ダメージをもたらす可能性があることなどの事実確認を行った上で、「永久的な避妊を行うことが本人の最善の利益である」ことは認めた。しかし、より侵襲度の低い避妊方法が一つ一つ具体的に取り上げられて、それぞれのメリットとデメリットが検証された結果、叔母側は「もっと侵襲度の低い方法ではその目的が達せられないとの明白で説得力のあるエビデンスによって証明することが出来なかった」、「卵管結紮は特に過激な方法で、上記二つの権利（子どもを産む権利、望まない身体の侵襲を受けない権利）を共に侵すものである」と結論した。

判決文でとりわけ何度も繰り返し強調されるのは、不妊手術を求める側に負わされるべき「明白で説得力のあるエビデンス」を提示する「重い証明責任（the heavy burden of proof）」である。

判決文によると、本件で問題となる基本的人権としてのプライバシー権は、子どもを産む権利と、自分が望まない身体の侵襲を受けない権利（personal inviolability）の二つ。ただし、いずれも絶対的なものではなく、インフォームドコンセントを与えることができない未成年者や自己決定能力を欠いた人の場合には、本人の最善の利益にかなう限りにおいて親や後見人の決定が認められる場合がある。子どもの医療については多くの場合、親の決定権が認められる。しかし、それでもなお、裁判所には親と後見人にその決定権を濫用させない義務がある。特に不妊手術は基本的な人権を侵すため、裁判所による慎重な検証が必要だとし、充分なセーフガードを保障する裁判所の義務と責任を繰り返し強調する。

判決文は過去の判例を参照し、以下のようにセーフガード、代理決定最善の利益検討のスタンダードをそれぞれ整理している。

■セーフガードのスタンダード

①裁判所は法定後見人（guardian ad litem）を任命し、本人の利益を守らせなければならない。

②裁判所には、充分な法廷での審理を行い、不妊手術を求める側と法定後見人の双方に、エビデンスを提示し相手側証人に反対尋問を行う機会を与える義務がある。

③本人に対して医学上の、また心理学上の充分な評価を行わせる義務が裁判所にはある。その際、提案されている不妊手術に関して本人に意思決定の能力があるかどうかに特に注意を払った評価を行うこと。

■代理決定のスタンダード

ここでは二段階の証明プロセスを規定している。

①意思決定能力があったとしたら本人の意思がどうだったか、ということの証明。

②本人の最善の利益検討。

いずれの段階でも、まず「不妊手術を行うこと」、次に「その方法」について、証明が求められる。最初の段階が、最善の利益検討よりも優先し、いずれの段階でも不妊手術を求める側に証明責任は大きい。①の段階で不妊手術を求める側が証明を試みるべきは次の二点。

A　本人に意思決定能力があったら、不妊手術を望んだはずだということ。

B　本人に意思決定能力があったら、ここで選ばれている不妊の方法に反対ではないこと。

もしも、この段階で不妊手術を求める側が、明白で説得力のあるエビデンスを提示し、すべての然るべき手順を経た後にAとBの両方について証明することができれば、②の段階の本人の最善の利益検討に進むことなく、裁判所は不妊手術を認める命令を出すことになる。証明責任は不妊手術を求める側に重いので、求める側の主張が認められるにはAとBの両方を証明しなければならないが、不妊手術に反対する側はAまたはBのいずれかを証明すればよい。この段階では、本人の最善の利益を分析する必要はない。

双方の証明努力によって明白な結果が出せない場合に、裁判は②の最善の利益検討の段階に進む。この場合に不妊手術の要望が認められるのは、現在の、また将来の科学・医学の発達により可能になる、より侵襲度の低い他の方法と比べて、その方法が本人の最善の利益であると証明責任を果たせた場合のみ。

■本人の最善の利益を認めるに当たって考えるべき六つのファクター

最善の利益は、あくまでも上記の代理決定のスタンダードが満たされ、充分なセーフガードが保障された後に初めて検討されるべきとの前提で、以下のファクターが挙げられている。

①自己決定能力を欠いた人が妊娠または出産によってトラウマまたは心理的なダメージを被る可能性。またその逆に、不妊手術によってトラウマまたは心理的なダメージを被る可能性。

②本人が自らの意思で性行為を行う、または性行為の起こる可能性のある状況に身を

置く可能性。

③本人が生殖または避妊について理解する能力がない、そして、この先も永久に理解する能力を持たないこと。

④本人が子どもの世話をする能力、あるいは子どもの世話をする能力のある配偶者と将来結婚する可能性。

⑤予見可能な将来に本人の状態を改善する、あるいは不妊手段としての選択肢やより侵襲度の低い方法を可能とする科学・医学の進歩が起こりうるエビデンス。

⑥不妊手術を求めている人の動機の善良さ。

K.E.J.判決の当時、イリノイ州はワシントン州と違い、知的障害者や未成年の不妊手術に裁判所の命令を必要とする州法を持たなかった。が、このケースを機に二〇〇九年八月一二日に障害者への不妊手術に裁判所の命令を必須とする州法が成立した。5)

■米国産婦人科学会倫理委員会「知的障害者を含む女性の不妊手術に関する意見書」6)

米国産婦人科学会倫理委員会は、K.E.J.判決の直前の七月、二〇〇四年版を改定した新たな意見書を発表している。もちろん成人女性を対象とした指針ではあるが、その内容から、特にアシュリー・ケースに関連すると思われる個所を以下に抜き出してみる。

「知的障害の存在は、それ自体としては、不妊手術もその拒絶も正当化しない」

「不妊手術は多くの人にとって純粋に医療の問題というよりも社会的な選択であるが、患者に関する行為で医師が携わるものは全て、同一のガイドラインによるものでなければならない」

「機能障害のある女性は時に身体的に自分で生理の手当てをすることができず激しく動揺する場合がある。これまでにも時として、そういう女性の介護に当たる人がそれを理由に子宮摘出を要望したことはあった。正常な生理を止める目的での子宮摘出は、他のリーズナブルな選択肢を試みた後にのみ検討されるものであろう」

「不妊手術を行う医師は、連邦、州そして地方によって広く異なっている法律や規制について周知していなければならない。それらは合衆国やその他の国において〝不適(unfit)〟とされた人々に行われた不妊手術の長く不幸な歴史に対応すべく生じたものだからである。今なお深刻な虐待と不正が行われる潜在的な可能性は残っている」

「本人が自発的に望んだものではない不妊手術は一般的には倫理上許容できないというのが第一の前提となるべきである。理由はプライバシー、身体の統合性、そして、それがあらわしている生殖権を侵すからである」

「こうしたリスクに信頼のおける予測が出来ることはまれなので、可逆的な長期の避妊を進めることが望ましかろう。たとえば子宮摘出よりも、子宮内に入れる避妊具、長期に渡るプロジェスチン注射、(可能であれば)長期に効果のあるプロジェスチンの皮下インプラントなどを」

それこそが、まさにK.E.J.事件でのイリノイ上訴裁判所の結論だった。

2 ケイティ・ソープ事件【英国】

二〇〇七年初頭の〝アシュリー療法〟論争は同年秋、英国に飛び火した。エセックス州の一五歳の重症児、ケイティ・ソープの母親アリソンが、娘の子宮と盲腸の摘出を希望したことが報じられたのは一〇月七日[7]のことだった。

アリソン・ソープは〝アシュリー療法〟論争初期の一月八日に「うちの子にも同じことをやってほしい」と声を挙げた人物である。[8] 当時、英国メディアに頻繁に登場しては、同じ重症児の親の立場でアシュリーの両親の「勇気ある」決断を讃え、英国内で最も大きな擁護の声となっていたようだ。自分も何度も娘の子宮摘出を希望してきたが、そのたびに医師からはピルやホルモン注射を提案された、しかし、これで自分も訴訟を起こしてでもやろうと勇気をもらった、などと語っていた。

そのアリソンが、八月に入り、実際にケイティの子宮摘出の要望をしたのだった。それを受けて手術を実施しようとしているのはセント・ジョーンズ病院。産婦人科医フィル・ロバーツは、それまではピルで対応するよう勧めてきたが、今回は母親の言い分を認め、手術実施に向けてNHS（国民医療サービス）に判断を仰いで、現在は回答を待っている、との報道だった。健康上の必要のない未成年の子宮摘出に医師らが法的判断を求めた英国で最初の事例である。

■繰り返される論争

ケイティは出産時の低酸素脳症による重症重複障害があり、米国のアシュリーと同じく寝たきりの全介助。知的障害のある子どもたちの学校に通っている。母親は二人目を妊娠中に離婚し、その後一人で姉妹を育てていたが、現在は内縁の夫と四人暮らし。アシュリーのケースと異なっているのは、在宅サービスのヘルパーを利用したり、時にレスパイト・サービスも使うなど、福祉サービスを利用していることだろう。またアリソンは積極的にメディアの取材を受け、自宅での生活も取材させた。

英国メディアは当然ながら、ことあるごとに米国でのアシュリー・ケースを引き合いに出した。アリソンも、もっと早くにこういう方法があると知っていたら成長抑制もやりたかったと語る。それがかなわない今、子宮摘出だけはどうしてもやりたいと訴えるアリソンは、重症障害のあるケイティには子宮があることのメリットがなく、生理痛のデメリットしかない、とアシュリーの父親と全く同じ論理でその正当性を主張した。さらに「自分で手当てできないのに生理があることには尊厳がない」と、独自の主張も付け加えた。ただし、この時点でケイティの生理もアシュリーと同じく、まだ始まっていない。

一月から〝アシュリー療法〟反対キャンペーンを続けていた英国の脳性まひ者のチャリティScope[9]は批判声明を出し、最善の利益ではなく基本的人権の問題であること、ケイティには独立した法的代理人がつく権利があることの二点を指摘。RADAR(Royal Association for Disability and Rehabilitation)[10]など障害者の権利擁護団体は、親が常に子どもの最善の利益を分かっているとは限らないとして、自身のニーズや希望を表現しにくい人のために社会全体として代理決定がきちんと行われる法的システムの必要を訴えた。英国の障害者団体だけでなく、米国のFRIDA[11]、Not Dead Yet[12]などからも「人権侵害だ」、「社会に都合が良いように子どもを変えるのではなく、社会の方が子どもを受け入れていけるように変わるべきだ」、「身体の統合性の権利を認める国連障害者権利条約の違反」などの批判が噴出。一方、インターネットで新聞記事に寄せられるコメントには「親が愛情からすることに外野が文句を言うな」「介護負担を知らないものには分からない」という擁護論が多く、一月の〝アシュリー療法〟論争が英国でそっくり再現される事態となった。

■「この子にできるのは息をすることだけ」

積極的にメディアに登場し、取材を受けるアリソンが特に強調したのは、ケイティの障害の重さと、介護負担の大きさだった。

「この子は自分では何もできません。おしっこもウンチも垂れ流しだし。手も足も使い物にならない。コミュニケーションも取れない。自分でできるのは息をすることだけ」[13]

「ケイティには生活(人生)なんてない。ただの存在でしかないんですから」[14]

「ケイティと寝ていると夜中に二〇回も起きなくちゃいけなくて、次の朝になってベッドメイクしようと思ったらそこらじゅうウンチだらけで、頭はガンガンするしメリッサ(ケイティの妹)はママ、ママあたしのお弁当はってうるさく言うし、そういう日に、ああ、もうイヤだ、こんなの、と思ったりします」[15]

「障害児の世話をするというのは終身刑を務めているようなものです。…(中略)…でも私はケイティに無条件の愛を感じています。ケイティのいない生活なんて想像できません。自分のことなんて、どうでもいい。彼女が家族の中心で、皆がケイティ中心に動きます。ケイティのニーズがいつでも最優先なんです」[16)]

「生まれた時に死んでいたら、その方がケイティにとっては間違いなく幸せだったと思います」[17)]

あまりにも思慮を欠いた発言も多かったが、それでも英国メディアはアリソンの発言から「母親の深い愛と美しい献身」の物語を描いた。「ケイティの子宮を摘出することの是非」の問題が「母親の評価」の問題へとすり替えられていく。語られるのはケイティの利益でも権利でもなく、もっぱらアリソンの苦労であり愛情である。「こんなに苦労している献身的な母親が言うことなのだから、批判などせず思い通りにさせてあげよう」という論調で、ケイティの障害の重さ、アリソンの介護負担の大きさを詳細に書き連ねる英国メディアが、「このような介護者の過酷な生活が、なぜ放置されているのか」「社会福祉はどうなっているのか」「高齢者介護にも通じる問題なのではないか」といった硬派の問題意識を見せることはなかった。

「唯一の反論は障害者団体からのものですが、私があの人たちに言いたいのは『じゃあ、うちに来て私と一週間過ごしてみてよ。私の身になってみなさいよ』ということです」[18)]というアリソンの発言にも見られるように、「献身的な親の愛」対「イデオロギーのために邪魔立てする障害者活動家」との対立の構図はここでも繰り返された。その対立の構図を背景に、障害当事者らに向かって「介護する親の身になってみろ」と介護負担を突きつけるアリソンの言葉の残酷さを、英国メディアが顧みることはなかった。

しかし、ＮＨＳの判断を仰いだセント・ジョーンズ病院の医師らが米国シアトルこども病院の医師らよりも慎重だったように、ＮＨＳもまた賢明な判断をして裁判所に判断を求めた。タイムズ[19]は、ケイティ本人の利益はＣＡＦＣＡＳＳ（the Children and Family Court Advisory and Support Service[20]）によって代理され、またオフィシャル・ソリシタ[21]の意見も参照されるだろう、と推測している。

英国では、それまであった人権関連の三つのコミッションが一〇月に統合されて、平等と人権コミッション（the Equality and Human Rights Commission）が誕生したが、新生コミッションの責任者トレヴァー・フィリップスは、一二月、ケイティ事件に関するメディアの報道姿勢を厳しく批判している。

「メディアはケイティから人間性を剥ぎ取って、まるで物体であるかのように書いた。そんなことは絶対に間違っている」[22]

ちなみに、米国メディアは、明らかに数ヶ月前の自国での論争が影響した事件であるにもかかわらず、ケイティ・ソープ事件についてはほとんど報道せず、奇妙なまでの沈黙を守った。また英国メディアも、なにかにつけアシュリー事件を引き合いに出してケイティ事件を報じる一方で、アシュリーの父親やディクマらにコメントを求めた形跡は一切ない。ここにもまた、アシュリー事件におけるメディアの対応の不自然さが如実に見てとれる。

■NHSは要望を却下

NHSは年が明けた二〇〇八年一月、「医療上の必要のない子宮摘出手術は行わない。母親の挙げる理由では子宮摘出は正当化できない」との判断を下す。[23] しかし、プライバシーの保護を理由に、「個別に検討した」という以上の説明を避けた。英国では意思決定能力を欠いた人の新たな後見人制度Mental Capacity Act 2005が施行されたばかりでもあり（ただしケイティは年齢が低いためにMCAの対象にはならない）、またアシュリー・ケースで意思決定のプロセスにおける違法性が指摘されただけに、ケイティ・ケースでの検討過程が明らかにならなかったことは残念である。

なお、二〇〇六年九月のMCA 2005施行時に出された医療職向けのガイダンス[24]において、MCAの代理決定手順では十分でなく依然として裁判所の判断を仰ぐべきだとされている医療介入は以下の通り。

・植物状態にある患者から人工栄養と水分補給を中止または差し控える提案。
・同意する能力がない人からの臓器または骨髄の提供をめぐるケース。
・非治療的な不妊処置の提案。
・妊娠中絶はその症例に応じて判断。
・特定の治療がその人の最善の利益にかなうかどうかに疑いまたは争議があるケース。
・いまだ検証されていない領域で倫理上のジレンマのあるケース。

ケイティ・ソープ事件にも、〝アシュリー療法〟論争と同じく「不幸な歴史のある障害者への不妊手術」「意思決定できにくい人の代理決定を行う場合の然るべき手順」、「親の決定権の範囲」、「医療上の必要がない手術による社会的問題解決の是非」、「福祉による支援のあり方」、「歯止めなく対象が広げられる滑り坂の懸念」など、多くの複雑な問題が含まれていたのだが、それらの実質的な議論はほとんどなかった。第一期〝アシュリー療法〟論争以上に感情的で空疎な浮かれ騒ぎだった。

私がケイティ・ソープ事件で最も衝撃を受けたのは、「重症障害児の身体に、健康上の理由もなく、過激な医療処置で手を加える」という考えに、もはや人々がさほどの衝撃を受けないことだった。それが、前例が作られるということの恐ろしさだろうか。アシュリー・ケースが報道された際の衝撃から、わずか数ヶ月の間に、人々はその考えに〝慣れ〟、抵抗感を薄れさせていた。慣れたことによって、その考えが正当なものに近づいたわけでは決してないはずなのだけれど。

■注

1）http://www.calvin.edu/publications/spark/2007/winter/diekema.htm

2）http://articles.chicagotribune.com/2008-04-19/news/0804180683_1_sterilize-mentally-disabled-woman-tubal-ligation

3）http://www.state.il.us/court/Opinions/AppellateCourt/2008/1stDistrict/April/1062263.pdf
http://blogs.yahoo.co.jp/spitzibara/36805007.html http://blogs.yahoo.co.jp/spitzibara/37467488.html
http://blogs.yahoo.co.jp/spitzibara/3468168.html
http://blogs.yahoo.co.jp/spitzibara/37467849.html

4）ディクマらは二〇〇六年の論文と同様に、二〇〇七年五月一六日のシンポジウム以降も、主としてホルモン大量投与による成長抑制療法について語り、子宮摘出や乳房摘出について正面から問題にすることをなるべく避けている。

5）http://www.illinoisprobono.org/index.cfm?fuseaction=news.newsDetails&newsID=940

6）Sterilization of Women, Including Those With Mental Disabilities
ACOG Committee Opinion No.371, July 2007
http://blogs.yahoo.co.jp/spitzibara/52674068.html

7）http://www.timesonline.co.uk/tol/news/uk/health/article2603965.ece

8）http://www.telegraph.co.uk/news/uknews/1538671/I-want-my-girl-to-have-the-Ashley-treatment.html

9）Scope reaction to Katie Thorpe hysterectomy case（現在リンク切れ）

10）http://www.guardian.co.uk/commentisfree/2007/oct/09/comment.socialcare

11）http://fridanow.blogspot.com/2007/10/americans-with-disabilities-affirm.html
12）http://notdeadyetnewscommentary.blogspot.com/2007/10/british-ashley-x-americans-with.html
13）http://www.telegraph.co.uk/news/uknews/1565509/Disabled-girl-to-have-womb-removed.html
14）http://www.dailymail.co.uk/femail/article-487155/The-humbling-true-story-mother-wants-disabled-daughter-womb-removed.html
15）http://www.guardian.co.uk/society/2007/oct/13/medicineandhealth.lifeandhealth
16）前掲14）に同じ。
17）前掲14）に同じ。
18）前掲13）に同じ。
19）http://business.timesonline.co.uk/tol/business/law/columnists/article2685361.ece
20）児童・家庭裁判所の諮問・支援サービスを行う独立の行政組織。Officer は裁判官の命令により子の調査報告書を作成する。また困難な事件に際し、親の決定権とは独立して子を当事者とすべき場合には、児童後見人に任命されることがある。児童後見人はソリシタ（事務弁護士）を訴訟上の代理人に任命することにより子の利益を守る。
CAFCASS のサイトは http://www.cafcass.gov.uk/
21）英国の裁判制度の中に位置づけられた公的弁護士組織。年齢やその他社会的な事情によって私的に弁護士をつけることができない人に弁護サービスを提供する。
オフィシャル・ソリシタのサイトは http://www.officialsolicitor.gov.uk/about/about.htm
22）http://www.disabilitynow.org.uk/latest-news2/news-focus/november-2007/exclusive-equality-boss-speaks-out-on-thorpe-treatment-case/
http://www.equalityhumanrights.com/
http://blogs.yahoo.co.jp/spitzibara/28044903.html
23）http://www.guardian.co.uk/society/2008/jan/19/nhs.healthandwellbeing
24）http://www.devonlmc.org/uploads/File/Mental%20Capacity%20Act/mentalcapacityact-2005.pdf
http://blogs.yahoo.co.jp/spitzibara/24748159.html

9. 法と倫理の検討

■ある倫理学者の論文

アシュリーの手術が行われた前年の二〇〇三年、米国のある倫理学者が「精神遅滞者の強制不妊――倫理的分析」という優れた論文[1)]を書いている。

この論文も、冒頭でブロスコらと同じく、米国における優生施策の歴史を振り返る。そして知的障害者への強制不妊手術は基本的な人権侵害だとみなされるようになってきた一方で、六〇年代から親や後見人が不妊手術を求める訴訟が相次いでいることを指摘。このような要望に対して、検討のための一定のスタンダードを提示している。基本姿勢は、知的障害者の不妊手術とは「生殖に関する意思決定の能力」「子どもを育てる能力」「結婚に同意できる能力」のすべてを永続的に完全に欠いている人のみを検討対象とし、さらに最善の利益検討を基本に一定の条件を満たした場合に「例外的なケースでのみ」行われるものとする。意思決定能力の欠如は必要条件ではあっても、それ自体は十分条件ではないとし、著者は検討の条件を詳細に提示している。

知的障害者の強制不妊手術を検討の対象とするかどうかを判断する条件として、提示されているのは以下の五点。

①不妊手術が差し迫って必要であること。

したがって性行為を行うことがなく、妊娠するはずのない人にやってはならない。将来的に侵襲度の低い避妊方法が開発される可能性は常に存在することから、不妊手術が現実問題として必要になるよりも以前にやってはならない。また、「いかなる場合であれ、不妊手術は思春期以前にやってはならない」。

②不妊手術を求める側に「明白で説得力のあるエビデンス」を提示する責任がある。

この点は、イリノイ州の上訴裁判所と同じだが、ここではアシュリーのケースにおける「レイプ被害にあった時の妊娠の可能性」による正当化に関連する、興味深い指摘がされている。例えば、知的障害のある男性が女性を妊娠させる恐れから人との接触から遠ざけられて行動を制約されてしまう場合に、不妊手術によってその心配がなくなり抑制から解放されるかといえば、依然として性的虐待の可能性がある限り同じ抑制が続くと考えられる以上、不妊手術は簡単に正当化できるものではない、というのである。「われわれは生殖能力(fertility)とセクシュアリティが同一のものではないことも認識しなければならない」。

子宮を摘出してアシュリーが妊娠しなくなるからといって、また大きな乳房にならないからといって、それでアシュリーを性的虐待から守れるわけではない、と多くの人が批判した。この論文の著者も同じ立場に立っているわけだ。

③不妊手術を求める側の証明責任の中には、他の、より侵襲度が低く永続的でない手段では最善の利益が得られないことを、明白で説得力あるエビデンスによって証明する責任も含まれる。

イリノイ州のK.E.J.の裁判の審理では、より侵襲度の低い避妊方法が一つずつ取り上げられて、そのメリットとデメリットが詳細に検討された。この論文が求めているのも、具体的な個別の方法の詳細な検討である。また、将来的に、侵襲度の低い避妊方法が開発される可能性を念頭に置いておくように求める姿勢においても、この論文の著者はイリノイ州の上訴裁判所と同じく慎重である。

著者は過去の判例を参照しながら、将来的に子どもを産む意思決定の能力と子どもを育てる能力を永続的に欠いている人の場合に、より侵襲度の低い手段が長期的な利益とリスクの比較考量において本人の最善の利益をもたらさないと明らかに判断されるならば、介護者の利益を考慮することが認められる、とする。ただし論文の締めくくりで、「利益が衝突する場合には、知的障害のある人の利益が優先する」と断っている。

④知的障害のある人本人のために公正で善良な決定を保障すべく、手続き上のセーフガードが不可欠。具体的には、

・対象になっている人の医療、心理、社会、行動、そして遺伝データのすべてに渡って「独立した専門家と素人のグループ」による評価が行われなければならない。
・いずれの地域にも、この問題にかかわる制度があり、裁判所の権限による決定が求められる場合もある。
・介護者の利益が知的障害のある人の利益と同じだと想定してかかってはならない。

⑤手術の真の性格と理由について、知的障害者本人に対して正直に伝える、あらゆる努力を払わなければならない。

アシュリーの子宮と乳房芽の摘出手術を巡る担当医らの正当化や弁明と対照してみると、ディクマらの言い分がいかにこの論文が提案する基準から外れているかが良く分かる。アシュリーは手術時に六歳だったし、より侵襲度の低い方法が個別に詳細に検討された形跡はない。ディクマからは「倫理委は慎重に検討して利益が上回ると結論した」以上の説明はなく、「明白で説得力のあるエビデンス」を提示しようとの姿勢すら見られない。またディクマらは「介護者の利益は子ども本人の利益と分かちがたい」という立場をとる。[2)]

本人利益のみを代理する代理人による敵対的審理の必要という点が抜けているほかは、この論文には、アシュリーの子宮摘出を巡る意思決定の手続きに関する批判の、ほとんどすべての論点が揃っているといってもよい。なんとも不可思議なのは、この見事な論文が、ほかならぬダグラス・ディクマ自身によって書かれていることだ。

ディクマはこの論文を発表した次の年に、アシュリーの親からの子宮摘出の要望と直面した。そして、自らが前年の論文で「これはやらないように」と書いたことをやり、「こうするように」と書いたことを一切しない、という奇怪な行動をとったのである。[3)]

ディクマが書いた論文は、その基本的な姿勢において、米国小児科学会の指針、ワシントン州法、WPASの報告書、ワシントン大学インフォームド・コンセント・マニュアル、イリノイ上訴裁判所のスタンダードと明らかに同じ立場をとっている。これらを概観してみると、細かい点ではそれぞれに異なっている個所はあるが、知的障害児・者の不妊手術についての考え方と、その是非を検討する際の然るべき手続き(デュー・プロセス)に、米国では大枠としては次のような一定の共通認識ができているといってもよいのではないだろうか。

・優生施策による知的障害者の強制不妊手術という不幸な歴史は、軽々に忘れてはならない重大な人権侵害であったこと。
・その反省を踏まえて、知的障害児・者の不妊手術には慎重な姿勢で臨む必要があること。
・知的障害児・者の強制不妊手術には合衆国憲法修正第一四条で認められた自由と身体の不可侵性(自らの同意なく身体の統合性を侵害されないこと)の権利、また合衆国憲法全体によって保障される、生殖権を含むプライバシーの権利を侵害する可能性があり、慎重な検討が求められること。
・未成年の医療に関する親のプライバシー権や後見人の代理決定が自動的には認めら

れない例外領域であること。

・その他の、より侵襲度の低い選択肢がすべて検討され、試みられた後に、最後の手段として検討すべきものであること。

・検討過程では、本人の権利擁護のためのセーフガードが十分に必要であること。

・検討には「明白で説得力のあるエビデンス」が必要とされること。

もちろんガンサー&ディクマ論文（2006）が書いたように重症児の身長抑制療法は、従来あった療法の「斬新な（novel）」かつ「未だ検証されていない（untested）」応用であるため、成長抑制療法にはこのようなスタンダードは存在しない。QOLの向上を目的にした重症児の乳房摘出も同様である。しかし、その侵襲度の高さと、不可逆性を根拠に、WPASは不妊手術に関するこうしたスタンダードが乳房摘出と身長抑制療法にも適用されるべきだと解釈した。先にみたように、アシュリーの個別ケースが検討・実施された段階でのワシントン大学のインフォームド・コンセント・マニュアル（2001-2004）もWPASと同じく、侵襲度が高く不可逆な医療行為については不妊手術と同じ考え方を適用している。

■豪・法律事務所の見解

〝アシュリー療法〟論争の波紋は英国だけでなくオーストラリアにも広がった。二〇〇九年九月、オーストラリアで重症児の親から成長抑制療法を求める声が上がっていることを懸念した法律事務所がニュースレターで法的分析を試みた[4)]。ここでも同様の見解が示されている。

医師らに向けて慎重を呼び掛けるべく書かれたニュースレターの記事は、一四歳の知的障害児マリオンへの不妊手術を巡る一九九二年の判例を根拠に、成長抑制は、未成年の医療においてコモン・ローが親の決定権を認める範囲を越えていると分析する。マリオン判決が裁判所の同意を必要とした「特殊なケース」のスタンダードは次の二点だった。

・子どもの同意能力、または同意できない子どもの最善の利益に関して誤った判断がされる重大なリスクがある。
・誤った判断がされた場合に重大な結果を招く。

具体的には、不妊手術の他に性転換手術、骨髄提供、ホルモン治療、妊娠中絶などが挙げられている。

この法律事務所の分析は、成長抑制療法も不可逆であり、子どもに重大かつ永続的な影響を及ぼすことから、原理的にはマリオン判例の言う「特殊なケース」に含まれるとする。マリオン判決では権利の侵害という視点からよりも、むしろ誤った判断の可能性という視点から、広範な子どもの権利擁護が捉えられている点が興味深い。

〝アシュリー療法〟は重症児の人権侵害である、という批判は、ディクマ、フォストやアシュリーの父親の「重症児には、その他の健常児・者や軽度の障害者と同じ人権を認める必要はなく、QOLの向上という利益とリスクの比較考量による最善の利益論で対処すべき」との主張と、拠って立つところから食い違い、議論としてはほとんど水かけ論の様相を呈してしまう。最善の利益判断に潜む間違った判断のリスクを根拠にしているオーストラリアのマリオン判決は、ディクマらの最善の利益論への有効な批判となりうるかもしれない。[5)]

■アリシア・ウーレットの論文

一方、アシュリーに行われた医療介入に対する明確な法的規制は現段階では米国には存在せず、子どもの医療に関する親の決定権の範疇に含まれてしまう可能性があると指摘する法学者／生命倫理学者もいる。アルバニー・ロー・スクールの准教授で、ユニオン・グラジュイット・カレッジ、マウント・サイナイ医学校の生命倫理学の教授であるアリシア・ウーレットである。

ウーレットは二〇〇八年に「成長抑制、親の選択権と障害児の権利——アシュリーXケースからの教訓」という論文[6)]を書いた。ウーレットはまず、合衆国憲法修正第一四条のデュー・プロセス条項で保護された子どもの医療に関する親の決定権の立場から、詳細に法的な検討を行った。ウーレットが、親の決定権を制約する例外として挙げるのは以下の三つのモデル。

1 子ども自身の選択(子どもが〝成熟した未成年 mature minor〟とみなされる場合)

2 法的に禁止された医療介入(女性器切除)

3 虐待・親子の利害の相克がありうる医療介入

ⓐ不妊手術を受けさせる、または人体実験に参加させる決定

ⓑ兄弟への臓器提供をさせる決定

これらの三つのカテゴリーの医療に関する決定への規制は州ごとに細部が異なってはいるが、3については以下の二点の基本事項が共通している。

1　介入実施前に、親の決定について第三者が検討すること。（特に未成年への不妊手術についてはワシントン州を含む多くの州が裁判所の介入を求めている）

2　その第三者が親の決定に同意する条件が定められていること。

アシュリーに行われた医療介入を上記三つのカテゴリーに当てはめてみた場合に、成長抑制と乳房摘出、盲腸摘出は、不妊手術でも実験でも臓器提供でもないため、いずれにも当てはまらない。子宮摘出ですら、アシュリーの両親が雇った弁護士のように、不妊そのものを目的としないため当てはまらないと解釈することも可能であり、目的が不妊でないものにまで裁判所の命令が必要なのかどうかには依然として議論の余地がある、と述べる。そのように明確な法規制が存在しない現状では、アシュリーに行われた医療介入は子どもの医療に関する親の決定権の範疇に含まれてしまいかねない危険性があるとウーレットは指摘するのだ。

しかし、一方、現在の法規制に字面の解釈で当てはまらないからといって親の決定権にゆだねることができるというものではない。むしろウーレットは以下の根拠を挙げて、アシュリーにセットで行われた医療介入は「女性性器の切除にすら匹敵する」と主張する。

・医療上の必要もなしに医療介入が行われたこと。
・ホルモン療法は本人の正常な成長を阻害したこと。
・子宮と乳房摘出、成長抑制療法の不可逆性。
・アシュリーに生じた現実の害。
・自分の意思ではない人体実験や臓器提供と同様の重大なリスク。
・親の利益が本人の利益と混同されていること。

にもかかわらず親の決定権モデルによって親の要望を認めてしまったアシュリーの個別ケースでの倫理委の姿勢と検討プロセルを、ウーレットは「欠陥がある(deficient)」と厳しく断じる。

その欠陥とは具体的には、より侵襲度の低い選択肢が検討されていない、本人のアドボケイトが存在しない、など既に他で繰り返されてきた指摘の他に、特に利益対リスクの比較考量において医療外の目的を謳って社会的な利益を取り上げつつ、リスクについては医療行為の範囲内のみに焦点を当てて社会的リスクを無視している、との指摘が重要だ。

もう一つウーレットによる重大な指摘として、人間としての敬意を減じる扱いを受けたアシュリーが被った「道徳的な害」がある。障害のない人になら許されない不自然な成長抑制を行われた女性には、周辺の人々が完全に成長した身体を持つ障害女性に対するよりも否定的な対応をしかねない。障害を理由に、障害のない人には許されない介入が許されることによって、障害者に向ける社会の敬意がさらに減じられていくのだ。

歴史において障害者らが被ってきたのも、そうした道徳上の害であった。そのような社会を変えようと法と障害者運動が積み重ねてきた努力とその歴史性に、〝アシュリー療法〟は逆行するものだ。それなのに、アシュリーの親の要望を検討した倫理委員会には、要望された介入をフランシス・フクヤマが「人間の統合と連続性の総量the sum of human unity and continuity」と定義し「われわれの人間としての本質 our human essence」と呼んだものを侵す行為だと指摘したものが誰もいなかったとは、なにごとか、とウーレットは指弾する。

このようなアシュリー・ケースでの意思決定プロセスの欠陥をこそ、今後の類似ケースを検討する際の教訓とし、一定の規制とガイドラインを作らなければならない、というのがウーレット論文の結論である。〝アシュリー療法〟の要望に対しては先の第三者検討のモデルを導入し、親以外の第三者が本人の利益を代理するという方法を取った上で、親の提案が承認されるためのガイドラインとして、以下の条件を提案している。

1　その介入が実際に子どもの最善の利益にかなう。
2　より侵襲度の低い選択肢では同じ目的を達することができない。
3　介入のリスクが非治療的研究で許される最小限のリスクを超えない。
4　子どもが成長するまで待てない。
5　同じ目的を達成する一時的な解決策がない。

また、障害者の権利擁護団体への通知、本人アドボケイトの任命、倫理委員会による検討、裁判所の同意などを含む、ＷＰＡＳとシアトルこども病院との合意事項の内容を高く評価し、今後の類似のケースではそれをモデルとして議論をスタートしてはどうかと提言する。その際、子宮摘出と同じ懸念が付きまとうことから、ウーレットもまた、成長抑制と乳房摘出についても子宮摘出と同じ基準が適用されるべきだと結論した。

■ナオミ・タンらの論文

二〇〇七年初頭のメディアとインターネットを舞台にした第一期〝アシュリー療法〟論争が収束した後、学術論文や各種専門領域で一方ならぬ関心を寄せてきた研究者のサイトや障害当事者や家族らのブログを舞台に、問題はより深く掘り下げられ、論じられていく。それらについては前述したように立命館大学グローバルCOE「生存学」創成拠点のホームページarsvi.com内に、未だ不完全ながら「Ashley事件・文献」として文献一覧が作られている。また、その一覧にリンクされていないものも含め、拙ブログでも読んだ論文の多くは可能な限り内容をエントリーに取りまとめているので、参照されたい。ここでは、個人的に特に印象的だった論文を一本だけ取り上げるにとどめる。

二〇〇九年、ジャーナル・オブ・メディカル・エシックス一一月号に、英国マンチェスター大学社会倫理、施策と法センターのナオミ・タンとI・ブラシントンが興味深い論文を書いた[7]。

本人利益と親の利益の混同や、より侵襲度の低い選択肢の検討の不在など、これまで多くの人が指摘してきた倫理問題も指摘しているが、タンらの論文の眼目は、「仮に、自己決定能力と人格(パーソン)とをエージェンシーと呼び、その両者を持ち合わせている存在をエージェントと呼ぶとした場合に、アシュリーがエージェントでなく、ノン・エージェントであるとしたら〝アシュリー療法〟は果たして正当化されるか」との問いを立て、哲学的な検証を試みたことだろう。〝アシュリー療法〟正当化の基盤にある、知的機能の低いアシュリーにはその他の人と同じ扱いをする必要はない、との論理を問うたのだ。

カントを読んだこともなければ基本的な知識すらない丸腰の素人が、読んだままの理解で内容をまとめてみるという、大胆な行ないを許してもらえるならば、タンらの主張するところは主として二点。まず、アシュリーがエージェントでなく、したがって個人として扱われないとしても、一方で家族という単位もエージェントの集合に過ぎずエージェントではあり得ないのだから、医師がエージェントでない家族の利益を道徳的な判断の直接の対象とするというなら、同じくエージェントでないアシュリーにも同じ姿勢で臨んで然りということになる、というもの。しかし、医師らの正当化は家族全体の利益を主張しているというよりも、むしろ介護者としての親の利益が本人の利益と分かちがたいと言っているだけなので、この批判は多少ポイントがずれているかもしれない。

しかし次の論点は、アシュリーではなく、医師のモラル・エージェントとしての義務という観点からの考察であり、私には非常に興味深かった。タンらはカントの「道徳上の義務」を参照しながら、おおむね以下のように論じている。

我々がモラル・エージェントとして善行を求められる「道徳上の義務」とは、その善行の対象がエージェントであろうとノン・エージェントであろうと、それに関わりなく果たすべき義務である。それは、その義務が、われわれが他者に対してではなく自分自身に対して負っている義務であり、われわれが自分自身に対して負っている義務とは、ヒューマニティすなわち道徳的なエージェントとして行動できる能力を保つことだからである。その義務を負うがゆえに、われわれは例え自分とノン・エージェントしかいない状況下に置かれたとしても、道徳的にふるまい、自分のヒューマニティを損なわないよう行動しなければならない。したがって患者がノン・エージェントであろうと、エージェントである患者にしてはならないことはノン・エージェントの患者にもしないという義務を、医師はその患者に対してではなく自分自身に対して負っているのである。

■「どうせ」が共有されていく〝すべり坂〟

私には、タンらの指摘は、そのままウーレットが言及した「道徳上の害」やフランシス・フクヤマの「われわれの人間としての本質」に繋がるもののように感じられる。

二〇〇七年初頭に初めてアシュリー事件と出会い、父親や主治医らの発言をインターネットで読んだ時に、彼らの言葉の行間から頻繁に聞こえてくる「どうせ」という声が私には不快でならなかった。ディクマらが「どうせ」と言外に繰り返すことによって、「なるほど、その通りだ」と考える人たちに無意識のうちに「どうせ」が共有されていく。もしくは、もともと相手の内にあった「どうせ」と共鳴していく。ある意図を持って錯綜させられた情報が情緒にまみれていた、あの第一期〝アシュリー療法〟論争で起こったことは、それだったのではないだろうか。あの論争では多くの人が、様々な言葉で置き換えながらも、本当は「だって、どうせ」と言っていただけではなかったのか――。

誰かを見下して優位に立ちたいというのは、誰の心の内にも潜んでいる欲求だろう。しかし、それは卑しい欲求である。その自分の卑しさに対して、せめて自覚的であろうとする姿勢が、人の品性を分けるのではないのだろうか。

人が誰かを「どうせ障害児だから」「どうせ黒人だから」「貧乏人のくせに」「女のくせに」と見下し、その卑しい欲求を言動として無反省に解き放ってしまう時、その人は人としての自分の品性をかなぐり捨て、ゲスになっているのだ、と思う。そして、ゲスになることを自分に許すことによって、その人は自らのヒューマニティを損なう。同時に、隣人の卑しい欲求を刺激し、「どうせ」の共有が広がっていく。そうして、さらに多くの人間のヒューマニティが損なわれ、ひいては総体として人間社会が本来持っていた思いやりや共感や寛容や、つまりは人類総体としてのヒューマニティを損なうことに繋がっていく。

我々一人ひとりが自分で自分のヒューマニティを守らなければならない道徳的な義務を負っているというのは、タンらが言うように自分自身に対して負った義務であるだけにとどまらず、人類が総体としてヒューマニティを失わないために、我々にはその一員として、人類自身に対して負っている義務があるということではないだろうか。

重症障害児に認められてしまったら、そこでとどまらずに、もっと多くの障害児・者に適用されていくことになる〝すべり坂〟の懸念は、もちろん個々の障害児・者への現実のリスクについての非常にリアルな懸念である。しかし、もっと恐ろしい〝すべり坂〟は、そんなふうに社会の多くの人がアシュリーの父親やディクマらの論理に潜む「どうせ」を共有していくことによって、社会の価値意識そのものが変容していくことであり、それによって人類全体のヒューマニティが損なわれていくことだ。人々の心が、人の身体や尊厳、ひいては〝いのち〟に対する畏怖の念や敬意の感覚を鈍らせて、人としての心の感度を低下させていく。最も恐ろしい〝すべり坂〟は、そこにこそ潜んでいるのではないだろうか。

■注

1）Involuntary sterilization of persons with mental retardation: an ethical analysis, Douglas S. Diekema, Ment Retard Dev Disabil Res Rev. 2003; 9（1）: 21-6 (ISSN: 1080-4013)

2）この点でディクマの発言はぶれており、「倫理委はアシュリーの利益のみを検討した」と発言することもあり、「介護者の利益は本人の利益と分かちがたい」と主張することもある。

3）その意図が理解できにくいのだが、ディクマは二〇〇六年にガンサーと共著で発表した成長抑制論文の脚注にも参考文献にも、二〇〇三年のこの論文を挙げている。

4）http://hwlebsworth.ensoconsultancy.com.au/health_sept09/growth-attenuation-therapy.html
http://blogs.yahoo.co.jp/spitzibara/5585918.html

5）もっとも、二〇〇七年の七月、シアトルこども病院トルーマン・カッツ生命倫理センターが行った小児科生命倫理カンファレンスの「子どもの医療を巡る争議において相違を理解すること」と題した講演で、ディクマは「最善の利益」検討を否定している。ここでの「相違」とは、親と医師との間の見解の相違の意。この講演でディクマは「最善の利益」は医療判断の基準としてベストではない、と主張。社会そのものが子どもの最善の利益を無視して動き、代償だけを子どもに支払わせているというのに、その社会を変えることをせずに子どもの最善の利益を云々するのは「偽善めいている」と語り、医療における意思決定では、「最善の利益」よりも、子どもに及ぼす害をいかに避けるかを優先する「害原則」を用いるべきである、と説いた。彼は害原則のスタンダードを六点挙げているが、その最後は「親の望む医療が、子どもにも周囲にも大した害がなく、未検証であってもメリットの可能性があるなら、親の希望通りにしてあげてもよいのではないか」というものだった。ただし、とディクマはそこには条件をつけた。「ただし、あくまでもスタンダードな医療の範囲でのみ」。二〇〇三年の論文と並び、この点でも、アシュリー事件での彼の主張は、倫理学者としての彼の本来のスタンスや主張とかけ離れていたことがわかる。

http://blogs.yahoo.co.jp/spitzibara/29223291.html

http://blogs.yahoo.co.jp/spitzibara/29223714.html

6）Growth Attenuation, Parental Choice, And the Rights of Disabled Children: Lessons From the Ashley X Case
Alicia R. Ouellette, J.D.
Houston Journal of Health Law & Policy, ISSN 1534-7907
http://blogs.yahoo.co.jp/spitzibara/5815790l.html

7）Agency, duties and the "Ashley treatment"
N. Tan, I. Brassington,
J. Med. Ethics 2009;35:658-661
http://blogs.yahoo.co.jp/spitzibara/57587523.html

第3部　アシュリー事件が意味するもの

10. その後の展開

アシュリーのケースが世界中で論争を巻き起こした二〇〇七年正月から約一年間のアシュリー事件の大きな動きを、これまでの章でたどってきた。ここでは、その中から漏れた出来事や、その後、二〇一〇年までの大きな出来事を、簡単に振り返っておきたい。詳細については、拙ブログを参照されたい。二〇〇四年からの事件の流れについては、章末に年表をつけた。

■ディクマがカルヴィン大学で講演

第8章で簡単に触れた二〇〇八年一月のカルヴィン大学の講演[1)]において、ディクマは、アシュリーのケースを検討した倫理委の委員長としての立場で（前述のように、これは事実ではない）当該ケースを解説してみせた。例によって〝説明〟あるいは〝弁明〟するというよりも、専門家が中立・優越した立場で論点を〝解説〟してみせるスタンスを維持。アシュリーのケースの後、同様の介入を実施した病院が複数あるとさらりと言ってのける一方で、その詳細には一切触れず、現在のような批判一辺倒では事例を率直に報告する医師はいなくなり、水面下に潜るだけだと、批判側に対して脅迫的と聞こえる発言もあった。

講演の前後にも彼は地元メディアや同大関連メディアの取材を積極的に受けたが、その中に見逃せない発言がある。カルヴィン大学同窓会誌「スパーク」[2]のインタビューで、非常に興味深いエピソードを紹介している。二〇〇七年の論争当時、人気番組オプラ・ウィンフリー・ショウからこの問題を取り上げたいとのオファーがあったというのだ。しかし一家そろって出演してほしいという条件に、「父親が何者であるかが他の人に知れるのは影響が大きく混乱を招く(disruptive)と両親が判断したので断った」とのこと。

父親は前述のようにシアトル在住のソフトウエア企業の幹部。しかも、あの論争の中で身分が知れると混乱を招くほどの人物であるらしい――。

アシュリー・ケースで本当は何が起こったのかという真実に近づくために、これはおそらくクルーシャルな情報ではないかと思う。

■父親のブログ一周年アップデイト・CNNインタビュー

アシュリーの両親は、二〇〇七年一二月三一日、ブログに一周年のアップデイト[3]を掲載し、ついで二〇〇八年三月にはEメールで質問に答える形でCNNのインタビュー[4]を受けた。共に、書いたのは父親と思われる。

いずれにおいても、まずアシュリーのその後について、体重と身長はエストロゲン療法を終了した一年前から変っていないこと、〃アシュリー療法〃の効果に満足していることを報告している。しかし全体としては、娘について語ることよりも、自分が考案した〃アシュリー療法〃のアドボケイトとして発言することの方に圧倒的に熱心である。

彼は、日本で重症重複障害児[5]と称されているアシュリーのような重症児を、新たなカテゴリーとして分類することを提案する。そして、そのカテゴリーに属する子どもたちに、彼は自分の娘につけた愛称を当てはめ、〃ピロウ・エンジェル〃と通称させようとしている。[6]

特に熱心に語っているのは主として二点。まず、〃アシュリー療法〃がいかに理解と支持を集めているかということ。理解と称賛のメッセージがいかに沢山ブログに寄せられたか、同じことをやりたいと望んでいる親がいかに多いかが延々と語られ、〃ピロウ・エンジェル〃との直接体験を持つ世の中の多くの人からは圧倒的に支持されており「批判する人は声こそ大きいかもしれないが少数派である」と断定する。

CNNインタビューの最後には次のように書いている。

　われわれは現在、不幸な状況下に置かれています。政治力を持ちイデオロギーで動いている活動家によって、ピロウ・エンジェルである我が子のためになる選択肢が家族から奪い去られてしまっているのです。（ここに障害者らの連帯ページのリンク）
個々の障害者のためになるかならないかに関わりなく、一つの政治課題とイデオロギーが全員に当てはめられて、すべての障害者に否応なく押しつけられています。子どもたちの福祉と個人としての権利を強く信じる社会にあって、これはゆゆしき事態です。親と医師とが慎重に検討した結果、この選択肢にメリットがあると結論したならば、ピロウ・エンジェルたちからこの治療が奪われてはなりません。

「親には子どもにとって正しいと信じることをしてやる神聖な義務」があり、〃アシュリー療法〃は大半の人から支持されているというのに、一般化に向けた自らの計画を思うように進められないのは、政治的なイデオロギーだけで邪魔立てする障害者の人権擁護運動が障壁となっているためだと考えて、大きな苛立ちとフラストレーションを募らせていることが、よく分かる。
アシュリーの父親が特にブログのアップデイトで熱を込めて語っている二点目は、一般化に向けた計画内容である。〃アシュリー療法〃を普及していくために、その理念や利点を分かりやすく一枚のスライドにまとめた概念図が作られている。[7] 同時に、同じことをやろうとする親たちとの「安全でプライベートな」情報交換フォーラムを作り、これから行われる症例の情報を自分の手元に集積しデータ化していく草の根の運動を計画しているという。そうした私的なデータ化によって、専門家の関心を呼び公式な治験に結び付けるのが狙い。そのためにも、〝アシュリー療法〟をやりたいという〝ピロウ・エンジェル〟の親たちのために、自分たちの経験を語り、情報を共有しつつ支援していこうと情熱を燃やしているという。

このCNNのインタビューについて父親はブログで誇らしげに報告してはいるが、その一方、CNNが書いた記事そのものには大いに不満だったようだ。記事が掲載されるや、彼は早速に自分のブログで反論・批判に及ぶ。不満だとしているのは三点。まず、これまでの経緯を説明した個所で子宮摘出は違法だったと書いたこと。次に、批判的な倫理学者の言い分だけを引用し、肯定している倫理学者の存在を無視したこと[8]。親のブログに寄せられた数多くの賛同の声を無視し、あたかも批判ばかりが出ているかのように書いたこと。しかし子宮摘出が違法だったと病院が認めたことは事実であり、CNNはそれを事実として書いたに過ぎない。

これら一連の発言を通して印象的なのは、シアトルこども病院自身が記者会見を開いて公式に認めた子宮摘出の違法性など彼が歯牙にもかけていないことだ。自分の弁護士が裁判所の命令はいらないと言ったのだから違法なはずがないし、病院の倫理委員会が承認した以上、問題はないはずだ、と二〇〇七年のブログ立ち上げ当時のままを相変わらず繰り返している。

私は個人的には、父親について、二〇〇七年当初から、知的には非常に優れた頭脳の持ち主でありながら、物事を客観的に見ること、相対化してものを考えることのできない、極めて幼児性の高い人物のような印象を受けている。

また、父親の書いたブログを実際に読んだ人のなかには「親の愛情を感じた」という感想を述べる人が多い。私も愛情を感じないわけではないが、しかし、それは「理や知の愛情」であって、「情の愛」の温かさはあまり感じられないことに、むしろ違和感を覚えている。

二〇〇七年の論争当時、多くの人が「親御さんはどんなにか苦しんで決断されたことでしょう」と同情を寄せた。面白いのは、アシュリーの父親はこれを何度もきっぱりと否定していることだ。「苦しんだりしなかった。これがアシュリーの利益になることは明白だったから」。本人の利益になることが明らかなのに、なぜ苦しまなければならないのだ、ばかばかしい、と言わんばかりの口調。メディアでの発言でもブログでも何度も繰り返しているので、この誤解がよほど癇に障ったのだろう。おそらく彼にとっては、合理的であることが何よりも重要であり、情に左右されるなど愚かなことでしかないのだろう。

もう一つ、このインタビューで見逃してはならないのは、CNN側の質問の中に「身分を明かすことを今後お考えになりますか」という質問があることだ。前述のオプラ・ウィンフリー・ショウへの出演依頼を断ったエピソードと合わせ考えると、さりげなく投げ込まれているこの質問は、実は相当に重い意味を持って投げかけられたものではないだろうか。

そして、もしも、この問いが重い意味を持って投げかけられたものだとしたら、そこにはさらに重大な疑問が生じることになる。父親の身分がこの事件において何らかの意味をもっていると考えているならば、なぜCNNはその点を追及することを手控えているのか——。

■ピーター・シンガーが再びアシュリー・ケースに言及

ピーター・シンガーは二〇〇八年九月に、ニューヨークのストーニー・ブルック大学で開催されたカンファレンス「認知障害——道徳哲学への挑戦」[9]において「種差別と道徳的地位」というタイトルの講演を行い、再びアシュリー・ケースについて発言した。

シンガーは人間だけに特別な権利を認めて動物に権利を認めないことを種差別と呼び、

批判する。この講演全体の主張は、そうしたシンガー独特の種差別論を土台に、障害児には道徳的な地位はないとし、親の考え方も様々なのだから、出生時の救命を含めて彼らの処遇は親の決定に任せられるべきだと主張するもの。前年一月のニューヨーク・タイムズの論説と同じく、動物のことを考えるのに我々が「尊厳」という概念や言葉を使わず「最善の利益」によるのと同じように、障害児の場合にも「最善の利益」によって考えるべきだとし、その事例としてアシュリーのケースを取り上げた。[10)]

■子ども病院の成長抑制シンポジウムとワーキング・グループ

二〇〇九年一月二三日、シアトルこども病院はこの問題に関する二度目のシンポジウムを開いた。タイトルは「重症障害のある子どもにおける成長抑制を評価する——子どもの利益、家族の意思決定と地域の懸念」。[11)] シアトルこども病院が組織した「シアトル成長抑制と倫理ワーキング・グループ」によって検討した結果、ホルモン大量投与による成長抑制療法については、懸念はいくつかあるものの総じて安全で利益が大きいので、一定の条件下で重症児一般に認めてもよいとの結論に至ったと、報告する主旨のシンポだった。

しかし、このシンポには不可解な点が多々あった。まず、ワーキング・グループの二〇人のメンバー[12)]のうち約半数はディクマを始めシアトルこども病院とワシントン大学の関係者や、ディクマと近しいノーマン・フォストなど、いわば〝身内〟で固められていること。[13]アシュリーのケースへの批判に対して未だ十分な釈明も説明もしていない、私に言わせれば、むしろアシュリー・ケースの詳細を隠ぺいすべきニーズを抱えた当事者が、外部の〝評価〟を受けるというならともかく、身内で固めた検討グループを作り、自ら主導して当該療法を――しかも、その一部だけに一方的に限定して――〝評価〟することにどんな意味があるのか。そこには、ディクマが一年前から取り続けているスタンスと同じ、当事者の正当化を中立の専門的承認と見せかけるイメージ操作の意図、問題を一般化・普遍化してみせることによってアシュリーの個別ケースへの詮索を避けようとする意図が透けて見える。実際、シンポの冒頭では、「前向きな」議論を行うため、ここではアシュリーの個別ケースについては議論しないと、アシュリーの個別ケースと成長抑制一般化の議論との切り離しが図られた。[14]

ワーキング・グループもアシュリーの父親と同じく、病院が認めたはずの違法性を全く問題にしなかった。WPASは成長抑制についても、その侵襲度の高さと不可逆性によって裁判所の命令が必要だとの見解を示したはずだが、WPASの弁護士で調査報告書の著者であるディヴィッド・カールソン自身が、このワーキング・グループのメンバーに名を連ねている。自らの調査の結論も、病院との合意も否定するワーキング・グループの結論に、なぜカールソンは同意したのだろう。なぜ、その変節をＷＰＡＳは説明しないのだろう。ＷＰＡＳが病院の是正策が実施されたのかどうかを確認した形跡がないことと合わせ、なんとも不思議なことだ。

また、二〇〇六年の主治医論文に編集者として論説を書き、慎重を呼び掛けたジェフリー・ブロスコもメンバーに加わっており、前述のような彼の論説での指摘を振り返ると、彼がこの〝妥協点〟に同意したというのも、まったく腑に落ちない。

その他にも、このワーキング・グループにはポール・スティーヴン・ミラーやエイドリアン・アッシュら障害学の名だたる学者や、自身も知的障害のある娘を持つ哲学者でパーソン論に疑義を呈する発言を重ねてきたエヴァ・キテイなどが加わっている。それでいて、一般化に向けた成長抑制療法の正当化に歯止めをかけることが出来なかったことに対して、当時、障害当事者らの間からは失望や批判の声が高かった。[15]

この時の署名について、エイドリアン・アッシュはその後、結論に至るプロセスに同意したのであって内容に同意して署名したわけではないと妙な弁明をしている。[16] キテイについては、二〇一〇年の来日の際に私は個人的に質問し、「同意も署名していない」との返答を得た。その他、誰が署名し、誰が署名しなかったかは、明らかになっていない。

この当時は、シンポでの議論もワーキング・グループの存在もさしたる反響を呼ばず、どこか子ども病院の〝一人芝居〟が空回りして終わった印象を残した。

■ディクマとフォストらが成長抑制に関する論文

ディクマとフォストは、その他二人の著者(うち一人は上記成長抑制ワーキング・グループのメンバー)との連名で、米国小児科学会誌二〇〇九年六月号に「成長抑制療法――実施原則」と題した論文[17)]を発表した。アシュリーのケースが公になって以来、成長抑制療法は子宮摘出と乳房摘出ほど批判を受けなかったこと、多くの医師や重症児の親から、成長抑制をやりたいので実施基準を明らかにしてほしいと要望が寄せられていることの二点を挙げ、それによって成長抑制療法の一般化は既に是認されたものとの立場に立って、実施に向けた具体的な条件を提示する趣旨のもの。ホルモン大量投与による重症児の成長抑制療法には安全性と効果が認められるとし、一定の条件を満たす重症児の場合には、三歳になった段階で医師は親に選択肢として提示すべきだと結論付けている。

論文の細部には例によって事実と異なる記述も多々あり、先走った基準作りという力技によって二〇〇七年から続いている数々の批判を強引にねじ伏せてしまおうとする意図が明らかである。この論文の特に大きな問題点をいくつか以下に挙げてみる。

・著者らは成長抑制の対象とする場合に限り適用する「重症の認知障害」を定義する。具体的には、重症児医療の経験のある医師が、永続的に「歩かない」「日常生活が全介助である」「ニュアンスによるものも含めコミュニケーションが取れない（言われていることが理解できない、自分の意思や感情を表現できない）」と判断すること。

しかし、前者の二つの条件は明らかに身体障害であり、認知障害ではない。意思疎通の可否についても、身体障害によって意思・感情の表出能力が制限されている状態はありうるため、また第一部で述べたように、受け手の感度にも左右されるため、意思疎通の不能は必ずしも重症の認知障害を証明しない。すなわち、著者らは「成長抑制療法の対象とする場合に限り、重症の身体障害を認知障害として読み変える」ことを提言しているのだ。

もともとアシュリーの親やディクマらが主張しているＱＯＬを維持することの難しさや介護負担の大きさは、実際はいずれも重症の身体障害によるもの。認知障害、知的障害を全く伴わなくとも、身体障害が重く寝たきりの子どもには起こってくる問題である。知的障害を伴わない重症身体障害児でも、成長につれ、いずれ親が抱えてトランスファーすることは困難になる。家族のイベントにも参加しにくくなるだろう。車椅子でストラップが乳房を圧迫すると言うならば、それは知的障害とは無関係に身障の重い女性に言えることであるはずだ。しかし彼らは「寝たきりの重症身体障害児に成長抑制療法・乳房摘出をやろう」とは、少なくとも現時点では、提案しない。

重い身体障害を重い認知障害と読み替える彼らの定義は、認知障害とは無関係な問題を解決するための医療的な侵襲を、あたかも重症の認知障害から起こる問題への解決策であるかのように見せかけるマジックに他ならない。「脳死」の定義の方便に、どこか似てはいないだろうか。

・成長抑制療法は安全で侵襲度も低いので、ケースごとの実施判断については倫理委員会の検討すら無用で、親と担当医の判断で実施してよい、と著者らは考えている。ただ、第一例であるアシュリーの症例があまりにも過剰な反応をもたらしてしまったという、ひとえにそれだけの理由から、倫理委員会の検討を経ておくことを推奨する。したがって、いかにもその検討は形式だけでよいというニュアンスが漂っている。

同時に著者らは、今後五年間は裁判所の命令なしに成長抑制療法は行わないとのWPASと病院側との合意を「法的根拠が乏しい」と切って捨てる。ディクマは現在もシアトルこども病院の職員。自分が勤務する病院が記者会見を開いて公式に発表した見解と合意を、職員が論文で堂々と否定してみせるとは、豪胆なことだ。

・成長抑制療法を、薬でいえば「適用外処方」に当たる、ホルモン療法の「革新的な」応用と位置づけ、治験としての扱いでデータを積み重ねるべきだと説いている。その主張は、アシュリーの父親の一般化計画を思わせる。

・この論文が書かれた時期について重大な疑問がある。一月のシンポでの説明によると、成長抑制療法の評価を行うためのワーキング・グループが組織されたのは二〇〇八年四月。グループの議論は同年一二月まで続けられた。しかし、この論文は一〇月に小児学会誌に受理されている。病院側がワーキング・グループを組織し、成長抑制療法を〝評価〟させる作業が進行している最中に、グループのメンバー三人はいち早く「安全で効果的」と結論づけ、三歳段階で選択肢として提示せよと提言する論文を独自に投稿していたのである。

・論文が書かれた時期のみではなく、内容にも多々、齟齬がある。一例として、成長抑制療法はアシュリーの尊厳を侵すものだとの批判に対して、論文は、尊厳は定義なく用いても〝無益な概念〟であると尊厳概念そのものを否定し、したがって、その批判は理解不能だと一蹴する。[18] しかし、論文が受理された三ヶ月後に行われた前述のシンポでのプレゼンで、ディクマは、人間は神の似姿であるとの宗教上の概念に基づくものとして尊厳概念を認めている。わざわざシンガーの名前を出して、尊厳に値するには一定の能力を必要とするパーソン論の立場を否定し、人間である限り誰もが持っているのが尊厳だとの立場をとると明言した。

なお、この論文に対して、小児科学会誌のサイトには、即座に大学病院の小児科医らから批判が寄せられた。[19] 主な批判の論点は以下。

・安全性も効果も証明されていない。したがって治験を考えるのは時期尚早。
・重症児では遺伝的最終身長に達しないとのエビデンスがある。
・三歳段階では将来どのような障害像で固まるか正確に予測できない。
・三歳段階で決定するには親がまだ心理的に混乱状態にある。
・正常な身体に手を加えるという意味で不妊手術と同じ。これまで医師と親が偏見や無知から繰り返してきた過ちを繰り返すものである。

・親が老いることを考えると、いつまでも介護可能な身長も体重もあり得ない。

・介護負担軽減目的なら、歩かない重症児よりも、歩けて突発的に攻撃的な行動をとる子どもの方に適用は大きい。

■ディクマとフォストが論文でアシュリー・ケースへの批判に反論

ディクマとフォストはさらに二人の共著で、二〇一〇年一月のアメリカン・ジャーナル・オブ・バイオエシックス誌に「アシュリー再考――批判者へのレスポンス」と題した論文を発表した。[20] 二〇〇七年正月からの約三年間に出た批判の論点を二五点[21]挙げ、それぞれに反論することで改めてアシュリー・ケースの正当化を試みるもの。

目新しいこととしては、主に二点で、前述したようにアシュリーの親の要望を検討した特別倫理委に「倫理委のメンバー一一人が出席した」と、初めて当該倫理委に関して人数に言及した。それから、二〇〇六年の論文では一年半と報告されたホルモン療法の期間が、ここへ来て二年半とさりげなく訂正されている。

論文全体を通じて、微妙に事実を捻じ曲げたり(一例として、ここでも親の動機が偽られている)巧妙にすり替えたり、あちこちで以前の発言と齟齬をきたしたりしつつ、ほぼこれまでと同じ詭弁と主張が繰り返されている。そして、寄せられた二五の論点の批判言説を詳細に〝評価〟した結果、著者らは「これらの議論は、こうした介入が利益をもたらす可能性のある、慎重に選んだ患者にも同じように使ってはいけないと禁じるに足りる十分な根拠を提示しているとは我々には感じられない」と結論する。

しかし、これは倒錯した論理というものだろう。十分な根拠を提示する説明責任を第一に負っているのは、批判者ではなくディクマ側である。ディクマ自身が二〇〇三年の障害者への強制不妊手術を巡る論文で書いていたように、アシュリーへのホルモン大量投与による成長抑制療法と子宮および乳房の摘出について、倫理的に妥当とするに足りると判断した「明白で説得力のあるエビデンス」を提示する責任は、それを承認し実施したディクマらに、まずあるのだ。しかし、ここに至ってもまだ彼には「慎重に検討した」「長時間に渡って検討した」「大きな倫理委が検討した」という抽象的な説明以上の説明を提示することが出来ていない。

その点を最も手短に確認するには、最後の論点二五「アシュリーには然るべきプロセスが保障されなかった。倫理委の検討が不十分である」への反論が興味深い。前述のウーレット論文を強く意識して書かれているが、ウーレットの鋭い指摘はさしものディクマも、もっともだと認めざるを得ない。しかし、そこから彼は驚くほど稚拙な反撃に出る。ウーレットは実際に検討の場にいたわけではないのだから、すべては「推測に過ぎない」ではないか、検討すべきだとウーレットに指摘された点はすべてきちんと検討したし、彼女が挙げていない問題まで我々はちゃんと検討したのだ、と言い募るのだ。

しかし倫理委の検討の場にいなかった者が納得できるだけの説明を提示する責任を、ディクマこそが果たすべく負っているのである。もしも受けた批判が「推測に過ぎない」と言うなら、学術論文で反駁する以上、より侵襲度の低い、どの選択肢について、どういう利益とリスクが検討され、どういう議論が行われたのか、具体的な詳細を説明してみせればよい。またそれだけの説明を、二〇〇六年の論文において、さらにそれに続く二〇〇七年の論争においても、彼らは提示しなければならなかったはずだ。

そもそも、この論文で著者ら自身が「実質的な意味のある批判」と認めた論点だけでも二五にのぼる。その批判の論点の多さ、さらに言えば当初の論争から二年以上が経ってなお、こんな論文を書いて批判に反駁をしなければならないニーズをディクマ自身が感じている事実こそが、彼らがその説明責任をいまだに果たせていない証左だろう。

前にも触れたように、この論文に寄せたピア・コメンタリーで、ミズリー大学カンザス校医学部小児科教授で生命倫理学者のジョン・ラントス[22]は、二〇〇六年の論文以降のディクマらの、甚だしくエビデンスを欠いた議論の医学論文とも思えぬ曖昧さと、提案されている密室での検討を言語道断だと指弾している。これらの医療介入によって利益を受ける患者の存在は否定しないが、その選別の場として、透明性も公平性もデュー・プロセスもない倫理委員会では不適切だというのだ。裁判所の検討は無用だと主張するほど倫理的に問題のない療法だと確信があるなら、むしろ堂々と裁判所で審理に臨んではどうか。そうすればまっとうな前例となったものを、間違ったプロセスで間違った前例が出来てしまった、とも批判した。

その他にも、ウーレットやアッシュ、ソブセイなど、これまでも批判を展開し、論文中でも言及された学者らのコメンタリーが九本、ディクマらの論文と同時掲載されている。

著者らはそれぞれの批判の項目に主だった批判者の名を挙げて論じているので、〝アシュリー療法〟論争の論点を振り返ったり、この論争に参戦した人々の言説をたどることもできる。が、著者らが批判者の言説を敢えて曲解している可能性、反駁しきれない論点や批判者名が省かれている可能性には、十分に注意する必要がある。

■親のブログ三周年アップデイト――既に一二人に実施

二〇一〇年一月一三日、両親のブログ〝The Ashley Treatment〟に三周年のアップデイト[23)]

が掲載された。アシュリーの身長は約一三四センチ、体重は約二九キロ。寝たきりの子どもに特徴的に起こってくる背骨の変形、側わん症が進んでいたが、この一四ヶ月は変化がないので、成長抑制には側わん予防の効果があるのではないか、と新たな利点の可能性に言及している。

〝アシュリー療法〟、特に成長抑制療法が広く医療界で話題になり議論されていることを喜んでいるが、そこにあげられている事例は、ディクマが連発している講演や論文に過ぎない。

気になる点として、〝アシュリー療法〟をやってくれる病院があり、男女一二人のピロウ・エンジェルに同じことをやったという報告を世界中の親から受けた、と書かれている。その中の一例では広報上の配慮から公開はしないが倫理委員会が承認したともいう。

また、二〇〇八年五月にハワイで開かれた小児科のカンファレンスの成長抑制分科会でも、既に実施されたケースが確認されたと書かれている。分科会に出席した医師の一人が父親に送ったメールの一部が引用されており、分科会で重症児の親から成長抑制について相談を受けたことがある医師は、と尋ねたところ、聴衆の約半数が手を挙げ、実際にやった人は、と問うと約一二名が手を挙げたという。

もっとも、誰もが積極的に研究すべき療法だと同意した、しかも症例はすべて登録して研究すべきと皆が考えている、などと、アシュリーの父親に迎合的な書き方をされていることから、一定の誇張や脚色がある可能性も否定できない。

インターネットで検索してみたところ、二〇〇八年には実際にハワイで米国小児学会議(Pediatric Academic Societies)の年次大会が五月三日から三日間の日程で開催されていた。四日午前のプログラムを見ると、確かに「ピロウ・ベイビー——重症障害児における成長と思春期抑制」というタイトルの分科会がある。登壇者五名のうち、四名はディクマ、フォストら前述の成長抑制論文の著者である。[24)]

聴衆に手を挙げるように自分たちが呼び掛けたと書かれていることから、父親にメールでこの分科会の顚末を報告したのは登壇者と思われる。これまでのいきさつからしてディクマあるいはフォストではないかと推測されるが、それは医師と患者の親との関係性として一体どういうものなのだろうか。しかも医師の方が、メールではへりくだり、患者の親に迎合しているのだ。

ともあれ、ここからは、〝アシュリー療法〟のデータを集積して一般的な医療として広めていこうという野望を持つアシュリーの父親と、ディクマらが直接的に繋がって、いわば〝推進運動〟に取り組んでいる可能性が透けて見える。

アシュリーのケース後に成長抑制が実施されたとして世界中の重症児の親から父親が報

告を受けたという一二例と、この分科会で手を挙げた医師らの人数とがほぼ重なっていることに、どのような意味があるのか、またはないのかは不明である。

■インターネットで続く〝怪現象〟

いつ気付いたのだったか、私の記憶も定かではないのだけれど、過熱した当初の論争が鎮静化した後に、インターネットでは時々不思議なことが起こっている。アシュリー事件に関する二〇〇七年一月四日のＡＰ通信の記事が、あちこちのサイトに再掲されるのだ。[25] コメントがいくつか、ついていることもあるが、ないこともある。記事だけが、そのままコピペされていることが多い。この〝怪現象〟は、この事件で何らかの動きがある前後になると起きる頻度が上がるように、私には思われる。

掲載されるのは個人のブログよりも、どちらかというと薬くさい科学とテクノロジー系のサイトであることが多い。なぜか必ずこのＡＰ記事。内容が特にその他の記事と変わっているわけではない。なぜ、いつもこの記事なのか、この記事のどこが他の記事とは違うのか、注意してみると、この記事には一箇所だけ確かに他の記事とは違うところがある。第一段落の最後に「この問題を議論しよう。家族のブログを読もう」と、記事本文とはちょっと違うトーンで書かれていることだ。世間が既に〝アシュリー療法〟に興味関心を失ったようにも思われる現在、このメッセージを送り続けたい人がいるということなのだろうか。

二〇一〇年八月七日には、ユー・チューブに、看護師と称する女性が医療機関の一室と見える場所から、アシュリー療法にはオープンな態度で、と他のナースに呼び掛けるメッセージ・ビデオがアップされた。[26] 事件の詳細を解説した上で、「我々ナースとしては、家族が共に暮らそうとする思いに寄り添い、たとえ物議をかもしている療法であったとしても、家族から要望があった場合にはオープンな態度で臨もう」と呼び掛けている。重症児を〝ピロウ・エンジェル〟という呼称で呼び、今なお「倫理委のメンバーは四〇人だった」と語るところが興味深い。

やはりインターネットを通じてメッセージを送ろうと腐心している人がいるようだ。

■ディクマ著、小児科学会の栄養と水分停止ガイドライン

ディクマは二〇〇七年の〝アシュリー療法〟論争で一躍名前を売った格好となり、その後、子どもの医療に関する話題で頻繁にメディアに登場するようになる。これほど物議をかもした事件の当事者として多くの批判を浴びている医師が、その事件を機に、急速に小児医療界で主導的な地位に上るというのも不可解な話ではあるが、ディクマは学会内でも急速に地歩を固めていったように思われる。二〇〇九年に小児科学会倫理委員会が出した

「栄養と水分ガイドライン」[27]は、当時委員長だったディクマが主著者となって書かれたものだ。

趣旨としては、これまでタブー視されてきた小児における栄養と水分の差し控えと中止について、他の医療と同じく一定の基準によって倫理的であるとするもの。成人の場合には一九九〇年のクルーザン判決[28]によって栄養と水分の供給はその他の医療と変わらないことが確認されているとし、小児でも広く様々な点から検討し、親の裁量権を十分に認めた上で、栄養と水分の供給から受ける実質的な利益と予測される懸念とを比較考量し判断するならば、差し控えも中止も倫理的であると認める。いかにもディクマらしいのは、その正当化に「成人の基準を子どもに当てはめてはならないというのは年齢差別だ」との強引な主張をもってくることだろう。

具体的な議論の中にも、ディクマがこれまでアシュリー事件で露呈してきた重症障害児への偏見が散見される。著者らは栄養と水分の差し控えと中止を判断する基準として、子どもの意識状態を非常に重視しており、「ただ身体的に存在しているというだけ(mere physical existence)」や「ただ存在している状態が延長されること(continued existence)」などの表現が多用されている。パーソン論への言及もある。差し控えまたは中止が許容される条件の一つである神経障害の項目では、基準とされるのは意識状態と今後の経口摂取能力獲得可能性。「意識が戻らなかったり、または意思疎通ができない状態で単に肉体的に存在するだけ」では、家族や周囲の人にとって悲しみと苦痛にしかならない、と述べられている。ここには「意識が戻ったとしても意思疎通が出来ないなら、それは単に肉体として存在しているだけ」との予見が見られる。

また、考慮すべき倫理問題として障害のある子どもたちへの保護の必要が挙げられてはいるが、その議論の内容は、障害児への〝すべり坂〟懸念を一蹴し、むしろ障害児を特に保護する必要を認めない立場に立つものだ。このガイドラインの基本姿勢そのものが「成人の基準を子どもに当てはめてはならないというのは年齢差別」だということを考えると、その姿勢からしても、人権弱者として子どもを保護する必要も、その中でもさらなる弱者である障害児を特に保護する必要も認めていない。もしもこのような「年齢差別」という概念が小児科学会のガイドラインとして通用するならば、今後は自殺幇助や臓器提供など、他の医療倫理の複雑な問題にも、そのまま転用される可能性があるのではなかろうか。

米国では、一九八三年のベビー・ドゥ事件を経て児童虐待防止法（ＣＡＰＴＡ）が制定されている。[29] 同法は、医師が合理的な判断によって患者の状態が以下の三つのうちいずれかだと考えた場合には適切な栄養、水分と薬の他には治療が提供される必要はないとし、①慢性的で不可逆な昏睡状態にある乳幼児、②その治療が当該乳幼児の死のプロセスを長引かせるだけであったり、または命を脅かしている症状のすべてを軽減・改善する効果がなかったり、救命については「無益」である場合、③その治療が「事実上無益」で「非人間的」である場合、を挙げている。ただし、これらの場合に「提供される必要がない」のは「適切な栄養と水分と薬以外の治療」であり、ディクマらのガイドラインは明らかに同法の規定を逸脱するものだ。しかしディクマらは論文末尾で、「この(CAPTAの)文言からすれば、ほとんどのケースで適切な水分と栄養の提供が求められているようにも思われるが、AAPとしては、栄養と水分の医学的提供が『適切』なのはそれらが子どもの利益にかなう場合だと考える。つまり、本人の負担となる可能性よりも予測される利益が上回る場合に、栄養と水分の提供は『適切』なのである。この論文の目的は、医学的な栄養と水分の適切な提供方法を定義することであり、その意味ではCAPTAはこの論文が提示するガイドラインと一致している」と書く。すなわちAAPの定義によれば一定の状態にある子どもの場合には栄養と水分の提供は「適切ではない」のだから、「適切ではない栄養と水分」の差し控えや中止はCAPTA違反にはならない、と言い抜けるのだ。

脱水死では脳内エンドルフィンが出るので苦痛はなく、むしろ快状態で死ねるのだと主張してみたり、いったい、この人には医師として倫理学者としての良心とか誠実というものはないのか、と頭をかしげてしまうほど、強引な作文である。もっとも、二〇〇六年のガンサー&ディクマ論文の奇怪な作文も、事実を報告するためにではなく、逆に事実から読者の目をそらせるために書かれたという前提で読めば、逆に極めて分かりやすいものだった。それを思うと、この強引かつ狡猾な倫理学者としての能弁さこそがディクマの真骨頂であり、そこにこそ彼の役割が求められているということなのかもしれない。[30]

■アンジェラ事件(オーストラリア)

二〇一〇年二月一六日、オーストラリア、クイーンズランドの家庭裁判所は、一一歳の重症障害児アンジェラの子宮摘出を希望する両親の訴えを認める判決[31]を下した。生理が不順で大量の出血から貧血を起こしたり、てんかん発作を誘発している、というのがその理由。

家裁のクローニン判事が書いた判決文を粗雑に読んでしまうと、確かにアンジェラには子宮摘出を正当化する健康問題があるようにも思えるのだが、詳細に読みこんでみると、親の愛と献身を賛美する、この判決文からは、その健康問題が実際に存在しているエビデンスは読み取りにくい。それどころか、アンジェラは生理が始まる前から婦人科医の診察を受けているし、生理が始まるや、経口避妊薬を試す前に、いきなり全身麻酔で埋め込み型の避妊薬を挿入されていることが疑われる。前述のK.E.J.事件と比べると、審理の手順にも疑問が多い。ごくわずかな報道しかないが、米国ワシントン大学とオーストラリアのクイーンズランド大学には、ゲイツ財団の関係した人的繋がりもあり、これもまた、気がかりな事件である。

■メリーランド大学法学部で障害者に関する医療と倫理を巡るカンファレンス

二〇一〇年四月二八日、メリーランド大学法学部で「障害、医療と倫理――本当に大切なこと」と題したカンファレンスが開催された。[32] 医療職にも倫理委員会のメンバーにも、障害者の権利と、医療や倫理を巡る意思決定におけるその権利の意味について知識もスキルも洞察も足りない。そこで、障害者に対する差別の歴史と「社会モデル」の登場を振り返りつつ、現在の医療職の偏見がいかに障害者への不当な扱いにつながっているかを考え、同時に障害者の権利をきちんと尊重するために医療職と倫理委のメンバーはどのような知識、戦略、リソースを持つべきか、を考える趣旨のもの。論争当初から一貫して〝アシュリー療法〟をブログで批判してきた障害当事者のウイリアム・ピースと、同じくブログで批判を展開しているカナダの重症児の母親クレア・ロイの二人が、「アシュリーXの症例からの教訓」と題した分科会発表を行った。

ピースはこの時の発表内容を「アシュリーと私」という論考[33]にまとめ、六月二二日にヘイスティング・センターのブログ、「バイオエシックス・フォーラム」に投稿している。彼は二〇〇七年一月一八日に「カウンターパンチ」というネットメディアに障害当事者として批判の文章を寄せた時から、一貫して「アシュリーは自分だ」との視点を貫いている。米国の歴史における障害者への人権侵害では、障害者を健常者とは別世界の住人として差別し、価値の低い存在として、その権利を値引きするための詭弁が使われてきたが、〝アシュリー療法〟の正当化で再び繰り返されているのも同じ論理だと指摘しつつ、〝アシュリー療法〟や成長抑制の一般化は、ただアシュリーという一人の重症児の問題でも、重症児だけの問題でもなく、すべての障害者の問題なのだ、と説いた。[34]

■成長抑制ワーキング・グループの「妥協点」論文、HCRに

前述のシアトルこども病院が組織した成長抑制ワーキング・グループを著者とする論文がヘイスティング・センター・レポート二〇一〇年一一－一二月号に掲載された。[35] 基本的には二〇〇九年一月二三日のシンポの内容を繰り返したもの。冒頭のアシュリー事件の振り返り部分から、明らかな事実の塗り替えが行われている[36]ほか、これまでの四年間にディクマらが繰り返してきた詐術に満ちた正当化がこれまでと同様の強引さで展開されている。

論文の主要部分では、「反対する人の主張はこれこれである。それは確かに理解できるが、

しかしながら……」と批判論を否定していくパターンが繰り返されているが、そこでは批判の論点から侵襲度の高さや不可逆性、権利の侵害、正当化論の差別性など本来の指摘が巧妙に抜き取られ、一貫して問題の摩り替えと矮小化が行われている。「これは、どっちの決定が行われたとしても、そのいずれも倫理的に正当化することができる類の、親がよく行っている意思決定の一つである」との一文に象徴されるように、障害児の医療決定における親の選択権の範囲という医療倫理上の問題が、親の決定権の範囲内の医療における親への支援の問題にすり替えられ論じられていく。

しかも上記パターンの「しかしながら……」に続く部分の正当化の基本は一貫して「最も重症な障害のある子どもたちにしかやらないのだから、かまわない」という論理。「成長抑制の対象者は、IQ20から25未満の、最も重症な障害のある子どもたちに限定されている」、「成長抑制の対象となるのは、歩くことができず、永続的な重症発達障害のある子どもたちのみである」、「成長抑制はこうした重症児を家族の生活に参加させ、QOLを向上させようとする、いくつかの手段の一つである」などのステートメントが、それ自体はなんら正当化されていないにもかかわらず、またそれ自体が批判にさらされている論点であるにもかかわらず、あたかも所与の事実であるかのように持ち出され、反対論を否定する論拠とされていく。つまるところ、著者らは批判されている立場を論拠にして論点そのものをないものにしてしまうという、とんでもない不実のウルトラCをやってのけているのだ。

結局、この五年間にディクマらがやってきたことは、いくつもの講演を行い、論文を書き、そのたびに前回までに反論や批判で指摘を受けた点に補強を行い、穴をふさぎ微調整と修正を重ねて、自分たちの正当化論を巧妙に洗練させる作業だったのではないだろうか。

ここで私が強く懸念するのは、ＷＰＡＳと子ども病院の合意には事実上五年の期限が設けられていることだ。二〇一二年五月でその期限が切れる。二〇〇七年のあの激しい論争と、それに続くＷＰＡＳの調査での追及を、なんとか無事にかわしきった彼らにとって、あとは五年後に向けて、論文を書きシンポをやりワーキング・グループでの検討もしたというアリバイ工作をするだけでよかった……？　ただ「正当化の手順はこのように十分に踏みました」と言えるだけの規制事実さえ作られていれば、中身はさほど問題ではなかった……としたら？　しかし、そんなことを、米国小児科学会の倫理委員会の委員長を務めるほどの生命倫理学者が周到に仕組み、企むとしたら、それは米国の障害児にとって、もしかしたら世界中の障害児にとっても、一体どういう恐ろしい事態なのか——。

■別の存在だと「考えるべきではない」という防波堤

最後に、これまでの議論から、アシュリー療法／成長抑制療法を認める立場に共通していると私が考える点を整理してみたい。

①重症重複(特に知的)障害者はその他の障害者とは別の存在だと考えている。
②別の存在なのだから、「権利」ではなく「最善の利益」を基準に別扱いすべきだと考えている。
③親の愛情を疑わない。親子の間に利益や権利の衝突があるとは考えない。
④親の決定権を絶対視する。
⑤重症児は親がずっとケアするものだと考えている。

一番の根幹は「別の存在だから別扱いすべきだ」の点であり、アシュリー事件を巡る議論はつまるところ「重症(特に知的)障害児・者はその他の障害者とは別なのか否か」という問いなのだろう。「別だ」と考える人にとっては、これは個々に考えるべき「最善の利益」の問題である。障害のない人に行われた場合には権利の侵害だということになることであっても、それが個別の検討の結果、障害のある人本人の最善の利益と判断されるならば、やっても構わないし、その人の権利はそこでは問題にならない。一方、「別ではない」

と考える人にとって、これは障害の有無に左右されず万人に認められ保障されるべき「基本的人権」の問題である。しかし、私がここで本当はもっと大事なのではないかと思うのは、後者の人は「別ではない」と考えると同時に「別だと考えるべきではない」とも考えていることだ。私には、その姿勢こそが、タンやウーレットが主張していたこと、すなわち我々の社会としての品位を守ろうとする努力のように感じられる。

もともと、これは「権利」か「最善の利益」かという選択の問題ではなく、本当は検討の位相の違い、順番の問題ではないのだろうか。本来、論理的な検討の段階として、「利益vsリスク」検討よりも前に「それは条件によっては許されることか、それとも条件を問わず許されないことか」という問いの段階が、まず、あるのではないか。まず「条件を問わずに許されないことか、条件次第ではやっても良いことか」が問われ、そこで後者だと判断された場合にのみ、その「条件」の検討が行われる。そこで初めて「最善の利益」や「利益vsリスク」の比較考量に使途が生じてくる。本来そういうものではないのだろうか。

しかしアシュリー事件では、最初の問いを外してしまったところから議論を始めようとする人たちがわらわらと出てきた。フォストやディクマらの主張を追いかけていると、原則外しの正当化の役割を担っているのが生命倫理学という学問なのか、という疑問すら湧いてくる。だからこそ、〝アシュリー療法〟や成長抑制の一般化の議論において、「重症障害者は別の存在ではない」というにとどまらず「別の存在だと考えるべきではない」と主張する立場は、そうした原則外しの動きに抗う防波堤として重要な意味を持ち、また尊いもののように私には感じられる。

そして、そのような防波堤を必要としているのは実は〝アシュリー療法〟を巡る議論に限らない。アシュリー事件との出会いをきっかけに英語圏の障害者を取り巻く医療倫理の様々な議論を追いかけてくると、そこではある種の荒廃が急速に進んでいるように思えてならない。次の章では、アシュリー事件からの五年間に、この事件の周辺で一体どういう事件が起こり、どのような議論が行われてきたのかを、簡単に振り返ってみたい。

［年表］

二〇〇四年

　初頭？　両親がガンサーの元を訪れる。

五月五日　シアトル子ども病院特別倫理委員会にて父親がプレゼン

六月一〇日　弁護士が父親に裁判所の命令は不要との見解を示す（書簡）

　七月　手術・ホルモン療法開始

二〇〇六年

一〇月　ガンサー&ディクマ論文

二〇〇七年

一月二日　両親がブログ

三日　LATimesが第一報

四日　BBCがディクマをインタビュー

八日　WPAS、調査開始をワシントン大に通知

一〇日　WPAS、調査開始を子ども病院に通知

一一日　CNNがディクマをインタビュー

一二日　ディクマ、フォスト、CNN"Larry King Live"に衛星生出演

二二日　子ども病院、WPASと会談

五月八日　WPAS調査報告書発表

　子ども病院、WPASとの合同記者会見で子宮摘出の違法性を認める

一六日　UW成長抑制シンポジウム

八月　英国でアリソン・ソープが娘ケイティの子宮摘出を婦人科医に要望

九月三〇日　ガンサー自殺

一〇月七日　ケイティケースについて第一報
一〇日　ガンサーの自殺が報じられる
一八日　ケイティのケース、判断は裁判所へ

二〇〇八年

一月一七日　ケイティの子宮摘出をＮＨＳが却下
一八日　ディクマ、Calvin大学にて講演
三月一二日　両親がＣＮＮのＥメールインタビューに答える。
八月二日　ディクマ、米国科学学会年次大会にてアシュリー・ケースについて講演

二〇〇九年

一月二三日　子ども病院が「成長抑制を評価する」シンポ／成長抑制ワーキング・グループ
四月　Bioethics 誌四月号にディクマ＆フォストが論文
Ashley Revisitedにピアレビューを募集
六月　米国小児科学会誌六月号にディクマ＆フォスト他の成長抑制論文

二〇一〇年

一月　Bioethics誌一月号にディクマ＆フォストのAshley Revisitedがピアコメンタリーと共に掲載される
コメンタリーの著者の一人ラントスとフォストのウェブ討論
一月一三日　父親がブログを更新、既に一二例の〝アシュリー療法〟が行われたと書く
二月一六日　アンジェラ事件
四月二八日　メリーランド大学法学部カンファレンスでビル・ピースがアシュリー事件について講演
一一月　成長抑制ワーキング・グループの論文（ヘイスティング・センター・レポート）

■注

1）前掲第8章の1）に同じ

2）http://www.calvin.edu/publications/spark/2007/winter/diekema.htm
http://blogs.yahoo.co.jp/spitzibara/30576760.html

3）http://ashleytreatment.spaces.live.com/mmm2010-12-15_10.50/mmm2009-09-01_09.47/mmm2007-10-25_18.59/blog/cns!E25811FD0AF7C45C!1827.entry

4）http://edition.cnn.com/2008/HEALTH/conditions/03/12/pillow.QA/
http://edition.cnn.com/2008/HEALTH/conditions/03/12/pillow.angel/
http://blogs.yahoo.co.jp/spitzibara/34451217.html

5）日本では通常、大島の分類で一～四にあたる身体障害、知的障害ともに重い重症児が「重症重複障害児」と称されているが、欧米での障害児医療の中には特に重症重複障害児を区別する慣例はないようだ。障害が重複することで特有のニーズが生じることを考えると、新たな障害カテゴリーとして分類しようというアシュリーの父親の提案には一定の意義があると思う。ただし、もちろん〝枕の天使ちゃん〟などと称するのは論外。

6）父親のブログの二〇〇七年三月二五日のアップデイトヴァージョンでは、新たに「ピロウ・エンジェル」と「アシュリー療法」の定義が追加されている。前者の定義は「アシュリーXにつけられた愛情込めたニックネームだが、現在は広く使われて、認知と知能の発達が生後六ヶ月程度を超えることがなく、重症身体障害を伴い、歩くことも話すことも、また子どもによっては寝たきりで頭を上げることも寝返りもできない子どものこと。ピロウ・エンジェルたちは介護者に全面的に依存している」

7）http://pillowangel.org/AT-Summary.pdf
http://blogs.yahoo.co.jp/spitzibara/38505972.html

8）彼がここで言及している擁護派の倫理学者とは、ディクマ、ウィルフォンド、フォスト、ドゥヴォスキー、シンガーの五人。前者の三人はシアトルこども病院所属の医師と、いわばその〝身うち〟。シンガーは確かに倫理学者だが、ドゥヴォスキーはトランスヒューマニストである以外、何ものか不明。倫理学者ではない。

9）http://www.stonybrook.edu/sb/cdconference/podcasts.shtml

10）シンガーのプレゼンを受け、カナダ、アルベルタ大学のロブ・ウィルソンは、自らが管理者である哲学系のブログ What Sorts of People Should There Be? において、以下の点を指摘して批判している。
・シンガーは重症の認知障害を伴わない障害を含め、多様な障害の形態や程度を自分の話の展開に合わせて使い分けることで巧妙に話を進めている。

・親の意見や望みを尊重しようという主張は、障害のない子ども場合と同じことが言われているに過ぎないように聞こえてしまうが、ここで論じられているのは障害児の身体の侵襲や命を切り捨て。そのギャップが見えないまま話が飛躍していく危うさに注意すべきである。

・障害のある親が自分と同じ障害を持った子どもを産もうとすることも、シンガーは親の決定権として認めている。

・アシュリー・ケースについて、病院の倫理委がプロトコルを踏み外し、ほとんど医学的根拠のない、子どもが成長する権利を侵害した重大なケースであるとの認識が欠けている。

http://whatsortsofpeople.wordpress.com/2008/12/14/singer-on-parental-choice-disability-and-ashley-x/ （シンガー講演のビデオも貼りつけられている）

ウィルソンのエントリーには、同カンファを主宰したストーニー・ブルック大の哲学者で知的障害のある娘を持つエヴァ・キティからコメントが入っている。キティはカンファ一日目の午前に、スピーカーの多くを娘のセーシャたちが暮らすコミュニティに案内したが、シンガーはこの誘いを拒否したとのこと。プレゼンのQ&Aでは、そんなところに行って何を学べるのかと問うシーンもあったようだ。知的障害について頻繁に云々する学者なら、自分の仕事の対象としていることがらについて学べる機会には飛びついたらどうか、なぜ障害についてこれほど無知である学者が知的障害について語ることを許容されているのかとキティは憤っている。

ウィルソンと同じくソブセイも同ブログで批判を展開した。ソブセイは障害児に道徳的地位を認めないシンガーの主張は、一九四八年の世界人権宣言、七一年の精神薄弱者の権利宣言、八九年の子どもの人権条約など、ユニバーサルな人権を認めてきた過去六〇年の成果を無にすることであると主張。また子どもの養育の責任は親だけではなく社会も負っているのであり、そこにこそ教育や医療を社会が用意する必要がある、と書いた。またシンガーの種差別論に対しても、自分も動物の地位の向上を望むものではあるが、だからといって「知的障害のあるわずかばかりの人間に対等の地位を認めなかったら、それで動物の地位が向上させられるわけではない」とも批判した。

http://whatsortsofpeople.wordpress.com/2008/12/30/peter-singer-profound-intellectual-disability/ （こちらにもシンガーの講演ビデオが貼り付けられている）

また、このカンファのスピーカーの一人で、ダウン症の息子を連れて出席していたペン・ステート大学の米文学と障害学の教授マイケル・ベルベが当日のシンガーらの発言についてブログで批判したところ、シンガーからメールをもらってやりとりしたという。顛末を後日またブログに書いている。

http://www.michaelberube.com/index.php/weblog/wandering_back_in/

http://www.michaelberube.com/index.php/weblog/more_on_peter_singer_and_jamie_berube/
なお、二〇〇七年論争時のシンガー発言に関する拙ブログ・エントリーは
http://blogs.yahoo.co.jp/spitzibara/19412367.html
http://blogs.yahoo.co.jp/spitzibara/19492166.html
http://blogs.yahoo.co.jp/spitzibara/20466021.html
http://blogs.yahoo.co.jp/spitzibara/20466021.html
認知障害カンファレンスでのシンガーのプレゼン関連の拙ブログ・エントリーは
http://blogs.yahoo.co.jp/spitzibara/47350976.html
http://blogs.yahoo.co.jp/spitzibara/47489622.html
http://blogs.yahoo.co.jp/spitzibara/47647829.html
http://blogs.yahoo.co.jp/spitzibara/47946312.html

11）http://www.seattlechildrens.org/research/initiatives/bioethics/events/growth-attenuation-children-severe-disabilities/

12）http://www.seattlechildrens.org/research/initiatives/bioethics/working-group/

13）http://blogs.yahoo.co.jp/spitzibara/62273564.html

14）二〇〇七年二から三月に行われたとみられるアシュリー・ケースに関する症例検討のビデオがある。
http://www.seattlechildrens.org/videos/attenuating-growth-children-profound-developmental-disability/
故ガンサー医師がプレゼンを行っているが、冒頭、まずウィルフォンドが登場し、このプレゼンではアシュリーの個別症例を retrospectively（事後から振り返って）に検討するという姿勢を取らず、あくまでもこの症例が提起する倫理問題について考えるのだと、わざわざ断っている。またガンサーのプレゼンを受けてコメンテーターとして登場したユタ大学のジェフリー・ボトキンもコメントの中で「アシュリー・ケースそのものを retrospectively に検討はしない。あの症例ではすべてが問題なく行われたのだから、我々が検討すべきは、あくまでも症例が提起する問題のみ」と強調。このプレゼンは、シアトルこども病院内で行われたもの。前述のサロンの取材であぶり出されたように、アシュリー・ケースには当初、病院内部の批判や反発があったことを考えると、それらに対する牽制が行われていたとも受け止められる。また、この段階から既に、問題を一般化することによって、アシュリー・ケースで何があったかを検証しようとする視線からのはぐらかしが試みられていることも感じられる。
http://blogs.yahoo.co.jp/spitzibara/62286936.html

15）小山エミはこのシンポも会場で聴き、自身のブログで報告した。ワーキング・グループについてはアカデミズムの限界を

指摘し、メンバーに障害者運動の活動家が含まれていない点を批判している。
http://macska.org/article/249
また小山は二〇一〇年二月には、ヘイスティング・センターのブログ、Bioethics Forum に「私が生命倫理を信じないわけ」と題した論考を寄せ、生命倫理学者らへの疑問を呈した。
http://www.thehastingscenter.org/Bioethicsforum/Post.aspx?id=4492&blogid=140&terms=Emi+and+%23filename+*.html

16）Growth Attenuation: Good Intentions, Bad Decision
Adrienne Asch, Anna Stubblefield
The American Journal of Bioethics,
January, Volume 10, Number 1, 2010

17）Growth-Attenuation Therapy: Principles for Practice
David B. Allen, Michael Kappy, Douglas Diekema and Norman Fost
Pediatrics 2009;123;1556-1561
http://blogs.yahoo.co.jp/spitzibara/52910848.html
http://blogs.yahoo.co.jp/spitzibara/52913244.html
http://blogs.yahoo.co.jp/spitzibara/52938588.html
http://blogs.yahoo.co.jp/spitzibara/53112563.html
http://blogs.yahoo.co.jp/spitzibara/53116731.html
http://blogs.yahoo.co.jp/spitzibara/53145496.html
http://blogs.yahoo.co.jp/spitzibara/53145727.html
http://blogs.yahoo.co.jp/spitzibara/53986669.html
http://blogs.yahoo.co.jp/spitzibara/54172935.html

18）二〇〇三年に英国医師会雑誌にルース・マックリンが書いた論説「尊厳は無益な概念」をきっかけに、英語圏の生命倫理学では「尊厳」が無益な概念かどうかの論争が続いている。ディクマとフォストらの論文が〝無益な概念〟と引用符をつけているのは、マックリンの論文やそれに続く論争を指しているものと思われる。

19）http://pediatrics.aappublications.org/cgi/eletters/123/6/1556#44577

20）Ashley Revisited: A Response to the Critics
Douglas S. Diekema, Norman Fost

The American Journal of Bioethics, 10(1): 30-44, 2010
http://blogs.yahoo.co.jp/spitzibara/55859613.html
http://blogs.yahoo.co.jp/spitzibara/56549548.html
http://blogs.yahoo.co.jp/spitzibara/56549777.html
http://blogs.yahoo.co.jp/spitzibara/56549859.html
http://blogs.yahoo.co.jp/spitzibara/56576298.html
http://blogs.yahoo.co.jp/spitzibara/56595645.html
http://blogs.yahoo.co.jp/spitzibara/56608290.html
http://blogs.yahoo.co.jp/spitzibara/58103232.html

21）カテゴリー別批判点

批判1：論点を敢えて誤解した用語による事実の捻じ曲げ

アシュリーの福祉に関する懸念

批判2：子どもではなく親を利するものである
批判3：アシュリーを赤ちゃん扱いするものである
批判4：アシュリーをフリークにする
批判5：アシュリーの尊厳を侵す
批判6：アシュリーの権利を侵害する
批判7：アシュリーの自己決定（オートノミー）を尊重しなかった

タイミングと不確実性に関する懸念

批判8：緊急性はなかった、待って様子を見れば？
批判9：診断ミスの可能性がある
批判10：確実でないなら何もしない方が良い

介入の性格に関する懸念

批判11：自然でない
批判12：神を演じるものである
批判13：身長と体重を抑制するなら四肢を切断したらどうか
批判14：子どもではなく社会が変わるべき

批判15：これら介入には医学上の必然性はない
社会的な懸念：他の子どもへの影響と第三者の利益
批判16：他の子どもに適用されると濫用の可能性がある
批判17：優生思想と強制不妊手術の時代に戻る
批判18：障害者全員を害し、その価値を貶めるものである
批判19：障害者の権利活動家が反対している
差別に関する懸念
批判20：性差別である。男児にはやらないのだろう
批判21：障害を理由にした差別である。正常な子どもにはやらないのだろう
プロセスに関する懸念
批判22：リスク対利益の算定が間違っている
批判23：もっと侵襲度が低く、不可逆でない選択肢がある
批判24：実験的な治療である
批判25：アシュリーのケースでは然るべき手続きが取られていない：倫理委員会の検討が不十分だった

22）It's Not the Growth Attenuation, It's the Sterilization!
John Lantos
The American Journal of Bioethics, 10(1):45-60, 2010

23）http://ashleytreatment.spaces.live.com/mmm2009-09-01_09.47/mmm2009-09-01_09.47/mmm2007-10-25_18.59/blog/cns!E25811FD0AF7C45C!1827.entry
http://blogs.yahoo.co.jp/spitzibara/58357242.html

24）http://www.pas-meeting.org/2008%20Honolulu/Schedule/Daily/Sunday.pdf
http://blogs.yahoo.co.jp/spitzibara/58369567.html
この時ディクマ、フォストと一緒に登壇しているデイヴィッド・アレン医師はフォストと同じウィスコンシン大学所属。彼はシアトルこども病院の成長抑制ワーキング・グループのメンバーでもあり、グループの作業の進行中に小児科雑誌に投稿された前述の論文の主著者となっている。しかし、もちろん実際にアレンが執筆したとは思えない。

25）http://mymedicalalertsystem.com/do-you-agree-with-what-happened-to-ashley-x-explain-why-or-why-not/
http://blogs.yahoo.co.jp/spitzibara/58544738.html

26）http://www.youtube.com/watch?v=BTLySMgWN84
http://blogs.yahoo.co.jp/spitzibara/61331470.html

27）Forgoing Medically Provided Nutrition and Hydration in Children Douglas S. Diekema, Jeffrey R. Botkin and Committee on Bioethics Pediatrics 2009;124;813-822; originally published online Jul 27, 2009; DOI: 10.1542/peds.2009-1299
http://blogs.yahoo.co.jp/spitzibara/61254998.html

28）交通事故で植物状態となった女性ナンシー・クルーザンの栄養と水分の供給中止を両親が求め、長く裁判が行われたケース。本人意思の確認が争点となった。連邦最高裁まで争われ、最高裁も取り外しを認めなかったが、一九九〇年一二月一四日にミズリー州ジャスパー郡の検認裁判所が、元同僚の本人意思についての証言により中止を認めた。この判決を受けて連邦裁判所は一九九一年一二月一日に事前指示書を法的に規定する「患者の自己決定権法」を施行した。しかし、この判例はあくまでも本人意思によるもの。ディクマがいうように自己決定能力がないとされる小児のケースにそのまま当てはめられるものだろうか。

29）一九八二年インディアナ州で、食道閉鎖と気管食道瘻を併発していたダウン症の新生児ベビー・ドゥ（匿名児の通称）に、両親が手術を拒否。病院が裁判所に判断を仰ぎ、審理中に死亡した。この事件後、紆余曲折を経て、一九八四年一〇月に「児童虐待予防修正法」、一九八五年四月に「児童虐待法施行規則」ができた。
http://square.umin.ac.jp/~mtamai/NEONATE/Gardell.htm

30）ここ数年、男児の包皮切除を巡る論争でも発言してきたディクマは二〇一〇年になって自身の発言で物議をかもした。二月時点では「効果もリスクも不透明」と慎重論を説いていたのだが、その後方針を転換させ、医学的な利益が確認されていると主張し、小児科学会にも推奨勧告を出させるべく働きかけている。
http://www.radiosurvivor.com/2010/09/13/npr-listeners-irate-over-clipped-circumcision-interview/
http://blogs.yahoo.co.jp/spitzibara/61611595.html
また、小児科学会は五月にも、それまで全面否定していた女性器切除に関するスタンスを部分的容認に転向する方針を出したが、これも当該検討委員会の委員長として主導したのはディクマだった。女性器切除をこともあろうに「ピアスと変わらない」とまで書いたこの方針は、発表されるや米国中の小児科医らの非難を浴びて、撤回された。
http://edition.cnn.com/2010/HEALTH/05/21/america.female.genital.cutting/
http://blogs.yahoo.co.jp/spitzibara/61289111.html

31）http://www.brisbanetimes.com.au/queensland/parents-win-bid-to-sterilise-daughter-20100309-ptlf.html
http://www.austlii.edu.au/au/cases/cth/FamCA/2010/98.html

http://blogs.yahoo.co.jp/spitzibara/60201637.html

32）http://www.law.umaryland.edu/faculty/conferences/detail.html?conf=92

33）http://www.thehastingscenter.org/Bioethicsforum/Post.aspx?id=4742&blogid=140
この発表内容に関する拙ブログのエントリー
http://blogs.yahoo.co.jp/spitzibara/60191572.html
クレア・ロイの発表内容についての拙ブログ・エントリー
http://blogs.yahoo.co.jp/spitzibara/60207197.html
その他、ピースの批判言説に関する拙ブログ・エントリー
http://blogs.yahoo.co.jp/spitzibara/30670637.html
http://blogs.yahoo.co.jp/spitzibara/48941556.html
http://blogs.yahoo.co.jp/spitzibara/49125109.html
http://blogs.yahoo.co.jp/spitzibara/53986669.html http://blogs.yahoo.co.jp/spitzibara/58398774.html
その他、ロイの批判言説に関する拙ブログ・エントリー
http://blogs.yahoo.co.jp/spitzibara/54172935.html
http://blogs.yahoo.co.jp/spitzibara/57502805.html
http://blogs.yahoo.co.jp/spitzibara/60569139.html
http://blogs.yahoo.co.jp/spitzibara/61719760.html
http://blogs.yahoo.co.jp/spitzibara/62119386.html
http://blogs.yahoo.co.jp/spitzibara/62119434.html
http://blogs.yahoo.co.jp/spitzibara/62129426.html

34）http://www.counterpunch.org/peace01182007.html

35）Navigating Growth Attenuation in Children with Profound Disabilities – Children's Interests, Family Decision-Making, and Community Concerns
Benjamin S. Wilfond, Paul Steven Miller, Carolyn Korfiatis, Douglas S. Diekema, Denise M. Dudzinski, Sara Goering, and the Seattle Growth Attenuation and Ethics Working Group
Hastings Center Report 40, no.6 (2010): 27-40

36）http://blogs.yahoo.co.jp/spitzibara/62625973.html

11．アシュリー事件の周辺

これはシャイボ事件の再来だ――。

二〇〇七年初頭、過熱する〝アシュリー療法〟論争をインターネットで追いかけ始めた頃、あちこちのニュース記事に寄せられる批判的なコメントの中に、そういう言葉を何度か見た。二〇〇五年のシャイボ事件についてはごくシンプルなヴァージョンの理解しかなかった私には、植物状態の女性から栄養と水分の供給が停止されたシャイボ事件がどのようにアシュリー事件に結び付くのか理解できなかった。アシュリーは植物状態でもなければ生命維持装置につながれていたわけでもないし、餓死させられたわけでもない。

しかし「シャイボ事件と同じだ」「これはシャイボだ」とコメントするのは、アシュリーを植物状態と混同して「死なせてやるのが良い」と書くような基本認識のズレた人ではなかった。むしろ私などよりもはるかに障害者運動の歴史に詳しく、実際に運動に関わってきたような人たちが、アシュリーに行われたことをきちんと知った上で「これはシャイボだ」と言う。そこに簡単に読み過ごすことのできない重大な警告の響きを聞きながらも、当時〝アシュリー療法〞論争の膨大な情報をたどることに追われていた私には、立ち止まってその意味を確認する余裕はなかった。

「これはシャイボだ」という言葉の意味を私が知るのは、それからかなり後、別のある事件を知り、その事件を通して、米国の医療で障害児・者の周りに進行している深刻な事態がもう少し見え始めてからのことになる。その事件とは、ちょうど二〇〇七年の〝アシュリー療法〞論争の頃に裁判が進行していたゴンザレス事件だった。

■ゴンザレス事件とテキサスの〝無益な治療〞法

米国テキサス州のエミリオ・ゴンザレスは中枢神経を侵される遺伝性の障害、レイ病を持って生まれた。見ることも話すことも食べることもできず、生後一四ヶ月の二〇〇六年一二月からオースティン子ども病院の集中治療室に入院し、人工呼吸器をつけた。レイ病には治療法がなく、この状態では無益な治療でエミリオ本人に苦痛を与えているだけだとして、三月一二日に開かれた病院の倫理委員会（非公開）は治療の停止を決定した。

テキサス州にはジョージ・ブッシュ元大統領が知事だった一九九九年にできた〝無益な治療〞法が存在する。[1)] 医師・病院が無益だと判断した治療は、生命維持を含め、本人や家族の意向に関わらず一方的に停止することができるという法律だ。ただし、転院先を探す猶予として、治療停止は患者サイドに通告した後に一〇日間待たなければならない。

エミリオの母親は、モルヒネが投与されている息子には苦痛はない、反応もあるとして、呼吸器をつけたまま自然な死を待ちたいと、〝無益な治療〟法と病院側の決定の合憲性を争う裁判を起こした。病院には判決まで治療の続行が命じられたが、その後、上訴審のさなかの五月一九日にエミリオは急変し、母親の腕の中で息を引き取る。エミリオの死は、アシュリー事件のタイムラインでいうと、WPASと子ども病院の合同記者会見が行われた直後のことだった。

倫理委員会が非公開であったこと、ゴンザレス一家が貧しい母子家庭であったことなどから、病院側のいう「無益な治療が本人に激しい苦痛を与えているから、その苦痛から本人を解放してやるべきだ」との主張の背景には、実はコストへの配慮があるのではないかとの憶測が流れ、障害者コミュニティやプロライフの活動家らのコミュニティなどから病院への批判が巻き起こった。[2)]

実際、同州ではシャイボ事件のあった二〇〇五年に、医療費が支払えないために病院から〝無益な治療〟法を適用されたケースがある。エストニアからの合法移民のTirhas Habtegiris（二七歳）は、末期がんで延命治療を受けていたが、その費用を支払えなくなったために病院側が〝無益な治療〟法を適用し、家族の反対を押し切って呼吸器を取り外した。呼吸器取り外し時の意識状態については、病院と家族とで証言が異なっている。[3] ネットメディア、スレイトでは、この事件について医療経済学者が「貧しい人は延命治療に値するか？」と題する論考を投稿し、医療費を支払えない人の延命治療が中止されるのはやむを得ないとの主張を展開した。[4]

一方、倫理学者のロバート・トゥルーオグは、二〇〇七年七月のニュー・イングランド・ジャーナル・オブ・メディスン誌に論文を書き、ゴンザレス事件での病院側の治療停止の根拠を批判し、さらに〝無益な治療〟法そのものを批判した。[5]

■ノーマン・フォストの〝無益な治療〟論

アシュリー事件の前半では、中立の立場の倫理学者を装ってメディアに登場して擁護論をぶち、途中からはついに表舞台に登場してディクマと成長抑制の一般化推進でタッグを組んでいるウィスコンシン大学の小児科医／倫理学者ノーマン・フォストは、実はディクマ、ウィルフォンドというシアトルこども病院トルーマン・カッツ小児生命倫理センターの幹部医師二人の恩師である。当然のことながら、〝アシュリー療法〟論争以前から同センターとは非常に近しい。二〇〇五年に立ち上げられた同センターの小児科生命倫理カンファレンスには、毎年、看板スピーカーとして登場しては複数のプレゼンやパネルを行っている。日本ではノーマークのようだが、米国の生命倫理の界隈では、特にエンハンスメントと〃無益な治療〃論の先鋭的な論者として、存在感の大きな倫理学者のようだ。[6]

そのフォストが、〃アシュリー療法〃論争のあった二〇〇七年七月の小児科生命倫理カンファレンス[6]で「親からの〃無益な〃治療の要望」と題したプレゼン[7]を行い、ゴンザレス事件を取り上げている。

フォストによれば、治療の無益(futility)という概念には、「量的無益」と「質的無益」とがある。前者は例えば、生まれつき肺がない子のように、治療しても助からないことが明らかなケース。これは医師が決めることのできる医療判断である。後者の質的無益の判断とは、救命の可能性はあるが、助かってもＱＯＬが低く、助ける努力に価値があるかどうかが問われるケースだと彼はいう。そして、後者のケースでの判断は医療判断ではなく、それだけのコストをかけることを社会が容認するかどうかの判断だというのだ。実際には、フォストの議論は粗雑で、両者を十分に論じ分けているとは思えないのだが、ゴンザレス事件に関連したくだりでは、次のように話が進められていく。

例えば、宇宙飛行士が宇宙に取り残されたとしたら、我々はどんなにコストをかけても救出に向かう。ロシアの潜水艦に乗組員が閉じ込められた事件でも、膨大な救出費用が投入されたが批判は出なかった。それらの人たちにはそれだけの価値を社会が認めていたからだ。

もし自分がエミリオ・ゴンザレスの担当医だったとしたら、人工呼吸器が有効だという点では母親の意見に同意するが、それだけの努力を払う価値はないと考える。コストが大きいだけでなく、助かった場合にもＱＯＬが低すぎて、子どもの利益にならないからだ。したがって、エミリオの治療は続けるに値しない。これは医療判断ではなく、そのコストを社会が認めるかどうかの倫理判断である。

しかし、ここから、フォストの論理は一気に乱暴な飛躍を見せる。倫理判断は社会の判断だと言った側から、彼は聴衆(ほとんどが医師)に向かい、その判断における裁判所の役割を全否定してみせるのだ。治療の無益性に関して判断に迷ったからといって、裁判所に意見など求めるな、裁判所に話を持って行ったりすると、医師はまず自分のやりたいようにはできないものと思え、と説く。そして、未だかつて米国で医師が治療をしなかったためにライアビリティを問われて有罪となった判例は一つもないのだから、裁判所には行くな、無益だと思う治療はするな、と会場の医師らに向かって檄を飛ばした。

医療の判断に司法は無用、その判断のために病院内倫理委員会というシステムが出来てきたのだから、倫理委で十分だというのがフォストの主張である。パネルでは、以下のようにも発言している。

「重い障害を持った子どもというのは昔から殺されてきたのだよ。それが八〇年代から生命倫理の議論が始まり、倫理委員会ができたことで、ここまで変った。今では障害を理由に通常の医療を拒まれる子どもはいない。しかし、生命倫理が主に子どもの利益を考えるとしても、それ以外に家族のこともコストのことも考えなければならない」

その際、会場から「倫理委のメンバーによるバイアスは？　病院のメンバーのみだと、誰が子ども本人の利益を代弁するのか」と質問があったが、フォストは「地域の代表を一人か二人も入れておけば文句はないだろう」と、即答してのけた。他のパネラーが慌てて「倫理委には透明性が必要だ」と追加で回答したほど、質問者の丁寧な議論をちぎって捨てるような粗暴な答え方だった。

私はこのプレゼンとパネルを聞いて、大きな衝撃を受けた。ゴンザレス事件の報道を読む限りでは、病院側が主張していた〝無益な治療〟論とは、あくまでも「治療が患者の救命・延命にとって効果がない」という意味で〝無益な〟治療が、ただ無益なだけではなく

「患者に苦痛を強いている」という二点を根拠に、治療を中止することが患者にとっての最善の利益だと主張するものだった。少なくとも、表向きはそう説明されていた。ところが、フォストはエミリオの呼吸器には延命効果を認めている。救命や延命のための当該治療の有効性を認めつつ、延命・救命された後の患者のQOLの低さを問題にする。延命・救命可能性による治療の有益・無益ではなく、一定のQOLを達成するための治療の有益性が問題とされ、それが達成できないならば、その治療は〝無益〟とみなされているわけだ。

フォストのこの論理は、一見すると、救命可能性が救命後のQOLという別基準にすり替わっているにせよ、あくまでも治療の無益性の判断であるように思えてしまうが、そうではない。なぜなら、ここで問題にされているのは、当該治療が必要となる以前からフォストなら「QOLが低すぎる」と考える患者だからだ。重症障害があり、もともとQOLが低いとみなされている患者が救命・延命治療を必要とする状態となった時に、その治療の救命・延命有効性ではなく、救命・延命後に達成できるQOLによって、当該治療の有益無益を問うというなら、答えはその問いが問われる前からあらかじめ出されている。すなわち、フォストの〝無益な治療〟論とは、「もともとQOLが低い重症障害児・者は、延命・救命治療のコストに値しない」という〝患者の無益〟論に過ぎない。

米国の医療ではこんな議論が堂々と行われていたとは……。しかも、こんな乱暴な主張をする倫理学者がアシュリー事件にどうやら深くかかわっているらしいのだ。[8] アシュリー事件は、米国の医療で障害者を取り巻いて起こっている様々な出来事と無関係ではないのかもしれない……。アシュリー事件の詳細を検証する作業を続けながら、米国の医療で障害者に何が起こっているか、周辺のニュースや情報が気になり始めた。シャイボ事件について知りたいと意識したのも、英語圏の生命倫理でどんな議論が行われているのかを知りたいと考えるようになったのも、この頃だ。私はアシュリー事件と出会ったことによって、そこから大きな世界をわずかながら覗き見ることができる小さな窓を得たのかもしれない。

■シャイボ事件(米 二〇〇五)

病院や行政が治療を中止しようとしたわけではなく、あくまでも親族の間の対立であることからすれば、シャイボ事件はむしろカレン・クインラン事件[9]やナンシー・クルーザン事件[10]といった〃死ぬ権利〃議論の流れに繋がっていて、〃無益な治療〃事件ではないのかもしれない。しかし、アシュリー事件が〃無益な治療〃論と通底していくこと、さらには世界中に野火のような勢いで広がっている〃死ぬ権利〃や〃死の自己決定権〃議論とも、それらの背景にある、ある種の価値意識の変容によって繋がっていくことを私に気づかせてくれたのは、シャイボ事件だった。

シンプル・ヴァージョンの理解では、ざっと以下のようになるかと思う。

一四年間植物状態にあったテリー・シャイボから、栄養と水分の供給を中止するよう求める夫と、それに反対する両親が裁判で対立した。元気な時にこういう状態になったら機械的に生かされたくないと本人が言っていたというのが夫の言い分、テリーには反応があり植物状態ではないし、自分たちがケアし続けるというのが両親側の主張。議会や大統領まで巻き込んだ国民的〝尊厳死〟論争に発展するが、最終的には最高裁が中止を命じ、テリーは栄養と水分の中止から一三日目に死亡。

しかし、アシュリー事件もそうであるように、シャイボ事件にも、シンプル・ヴァージョンでは分かりきれない、瑣末で煩雑な事件の実相がある。私にはここで正確な複雑ヴァージョンを紹介する知識も余裕もないが、障害者運動や人権擁護アドボケイト、プロライフの運動がこの事件で最も大きな問題としている点を一つだけ触れておきたい。テリーはターミナルな状態でなかったのはもちろんのこと、実は植物状態でも最少意識状態ですらなく、ただ重症障害によって意思疎通が難しかっただけなのではないか。

両親と弟のボビー・シンドラーはテリーの死後、テリー・シンドラー・シャイボ財団を立ち上げて、米国の医療で進む重症障害児・者や高齢者の命の切り捨てとの闘いを続けている。[11] 二〇〇九年二月にシャイボ財団は、キリスト教系プロライフの活動家で障害当事者ジョニ・タダ[12]をホストに、シャイボ事件のドキュメンタリー映画〝the Terry Shiavo Story〟[13]を作製した。インターネットに公開されたその予告編で生前のテリーの姿を見た瞬間、私は凍りついてしまった。これは……。凍りついたまま、私は「アシュリー事件と同じだ……」と呆然とつぶやいていた。テリーの目には、明らかに表情があった。

身体は思い通りにならないかもしれないし、客観的なコミュニケーションの術はもたないかもしれないけれど、そして、それは重症障害のある人と身近に接してきた者にしか分かりきれない、もしかしたら合理では説明も証明もしきれないことかもしれないけれども、こんなにも目で反応できる人が「息をしているだけで何も分からない」ということはありえない。アシュリーが「生後三ヶ月の赤ん坊と同じ」と決めつけられてしまったのと同じやりきれなさと、この人が植物状態だと断じられ命を断たれたのだという重大な事実への強い憤りが心に沸き起こった。

少なくとも、「分かっている」と完全に証明することができないということは、本当に科学的なリーズニングによるならば、「分かっていないかもしれないが、分かっている可能性も依然として残っている」ということに過ぎないはずだ。それなのに、科学者であるはずの医師が、なぜ一人の人間の命がかかっている判断において「分かっていない可能性がある分かるから殺す」を選び、「分かっている可能性もあるから殺さない」を選ばないのか――。

■ゴラブチャック事件(カナダ二〇〇八)

障害があり介護施設で暮らしていた八四歳のサム・ゴラブチャックは、肺炎で入院し、呼吸器をつけ栄養と水分の供給を受けることになった。二〇〇七年一一月に病院は氏が脳死であるとして生命維持装置の取り外しを決めたが、家族は宗教上の信条に反するとこれに抵抗し対立、訴訟になった。判決までのあいだ、生命維持治療は継続されることになったが、サムは判決を待たず六月二四日に生命維持装置に繋がれたまま死去。

ピーター・シンガーはこの事件についても論評し、[14]「自分で排泄のコントロールができなくなり、自分で食べることができなくなり、もはや歩けず、しゃべれず、我が子も分からないほどに精神能力がもう後戻りできない状態で悪化してしまったら、そんな状態で生きる時間を引き伸ばしたいと、どれほどの人が願うだろうか?」。仮に意識があり分かっているとしたら、生かされていることは「無意味な拷問」であり、安らかに死なせることが本人の最善の利益だと主張しつつ、同時に、本人意思が確認できず、患者の最善の利益が判断しにくい場合には、社会のコストを考える必要がある、と説いた。

■リヴェラ事件（米 二〇〇八）

二〇〇八年には「第二のシャイボ事件」と報道される事件がいくつも起こっているが、これも、その一つ。カリフォルニア州のジャネット・リヴェラ（四六歳）は二〇〇六年に心臓発作を起こし、重症障害を負い人工呼吸器に。その後、自立呼吸を回復していたが、医療費を支払えなくなったために二〇〇八年六月一七日から保護責任がフレズノ郡の検死官に移されたところ、ジャネットに回復の見込みはないとの医師らの見解を受け、検死官が栄養チューブの取り外しを決定。兄や従妹が代理人となるべく裁判所に申請を出していたことから、検死官の決定は見送られることになったが、このすったもんだの間、ジャネットは一一日間も栄養と水分を停止されていた。シャイボ事件を考えると、あと数日で取り返しのつかない結末を迎えるところだった[15]。

他にも、脳卒中で重症障害を負った女性から生命維持装置の取り外しが決められる事件[16]など、必ずしもターミナルな状態ではない患者から呼吸器や栄養と水分の供給を引き上げる決定が行われる事件が相次いでいる。近いところでは二〇〇九年にも米国のベタンコート事件[17]、英国のベビーRB事件[18]、二〇一〇年にはカナダで新生児を巡るイサイア事件[19]がある。また二〇一一年には、カナダの裁判所が病院側の主張を認めて呼吸器の取り外しを命じた一歳児ジョセフ・マラアクリが、米国のプロ・ライフ団体の支援でセントルイスの病院に移され、気管切開を受けて自宅に戻る事件もあった。この事件に関してもピーター・シンガーはセントルイスへの転院時に「シャイボ事件が繰り返されている」と批判し、「ジョセフやテリーのような命に拘泥するか、同じ金で（途上国の子どもたちにワクチンを打ち）多くの名もなき子どもたちを救うかは我々の選択だ」と説いた[20]。

これらの〝無益な治療〟事件で問題になっているのは、もはや延命・救命可能性としての治療の有益性ではなく、患者の認知レベルでありＱＯＬである。もちろん、こうして表に出てくるのは、医療サイドや行政当局と家族との間に対立があり、しかも裁判にまで持ち込まれるケースのみ。医師と家族が合意で治療を中止したケースや、対立はあっても裁判にまで持ち込めない家族のケースを考えると、報道される事件は氷山の一角に過ぎない。

シャイボ財団の活動を中心になって担い、こうした〝無益な治療〟論で切り捨てられていく患者や家族の支援を行ってきたボビー・シンドラーは、二〇〇九年七月にインディアナ州で講演し、今や栄養と水分を〝無益な治療〟として中止するのは当たり前の慣行となっていると語り、「いま止めなければ五年後、一〇年後にはどうなっているか」と危機感を訴えた[21]。

二〇〇七年のゴンザレス事件では、一応の表向きであるにせよ「救命が不可能なのに苦痛を強いるだけの治療は無益だ」という判断だったはずのものが、ほんの数年の間に「回復につながらない治療は無益だ」「救命してもＱＯＬが低ければ無益だ」という判断に変質していくことに、また平然とコストを持ち出す人が増えてくることにも、私は背筋が冷える思いがする。

多くの事件で、〃無益な治療〃を中止する判断が病院内倫理委員会の決定によって行われていることも、アシュリー事件を追いかけてきた私には非常に気がかりなことだ。ゴンザレス事件に関してトゥルーオグが指摘している倫理委員会の医療の価値観への偏向、アシュリー事件でジョン・ラントスが指摘している倫理委の透明性や公平性、説明責任やデュー・プロセスの欠落を考えると、病院という特殊な空間の中で、もの言えぬ人の命や身体の不可侵性を左右する判断が倫理委にゆだねられて、果たしていいのだろうか。私に言わせれば、その病院内倫理委員会の倫理性が政治的・経済的・社会的文脈において如何に脆弱なものか、アシュリー事件こそが証明しているのではないか。

もちろん、遺伝子診断や出生前診断による選別的中絶、デザイナー・ベビー、ロングフル・バース訴訟なども同様の問題を含んでいるが、ここでは触れない。それぞれに研究者の方々が多くを論じておられるし、拙ブログでもわずかな情報は拾っているので、興味がある向きは「無益な治療」の書庫や「新優生思想」の書庫にあるエントリーを参照されたい。

一つだけ特記しておきたいのは、英国で二〇〇八年にヒト受精・胚法の改正議論で着床前遺伝子診断による障害児の選別が問題になった際、議会で「障害児はnon-personであって、人間として生育することはできないので中絶するのがよい」などの発言がみられたことだ。[22] 〝アシュリー療法〟論争でも、二〇〇八年にフォーダム大学法学部の大学院生クリスティーン・リヤンが長大な論文[23]を書き、裁判所が〝アシュリー療法〟を認めやすいように新たな法的基準を作るべきだと提案した際に、non-personという文言を使用している。合衆国憲法が万人に保障し、国連障害者の権利条約がすべての障害児・者に保障する基本的人権も、甚だしく知的能力を欠いたnon-personである重症児には当てはまらない、と説くのだ。

以下、今後の北米地域の医療が進んでいく方向を示唆している可能性のある、気がかりな事件と議論をいくつか簡単に紹介する。

■ナヴァロ事件

二〇〇七年にゴンザレス事件と前後してメディアや障害者コミュニティで問題となっていた事件。[24] 二〇〇六年一月、カリフォルニア州でのことだ。重症の神経難病があり施設で暮らしていたルーベン・ナヴァロ（二五歳）の呼吸が止まり、病院に搬送された。脳死には至っていなかったにもかかわらず、医師らは母親に、病院の方針で呼吸器は五日後には外す、外せばルーベンは死ぬと説明。こうした説明で母親から呼吸器外しと臓器提供の同意を取り付けた医師らは、臓器移植ネットワークから臓器保存チームを呼び、ルーベンの呼吸器を外した。ところが予想に反して彼は死なない。臓器が使えなくなると焦った医師らは救命治療よりも臓器の保存処置を優先し、患者本人には有害となる薬剤を多量に投与する。結局ルーベンは翌日まで生き、臓器は摘出されなかった。

一部始終を目撃した看護師が警察に通報。しかし逮捕された医師は、裁判で〝心臓死後臓器提供（ＤＣＤ）〟という新方式を用いたのだと主張し、二〇〇八年一二月に無罪となった。[25]

■ケイリー事件

二〇〇九年四月、カナダのトロント子ども病院で、ジュベール症候群のケイリー・ウォレス（生後二ヶ月）の心臓が、同じ病院に入院中の心臓病の女児に移植されることが決まった。父親同士が病院で知り合って合意したという。メディアや世論がケイリーの父親をヒーローに祭り上げる中、家族がベッドサイドに集まってお別れをし、呼吸器が取り外された。しかしケイリーは自力で呼吸し続けた。

父親は「助かっても障害のためQOLが低いと、医師がそればかりを強調するので、それなら人のためになる死に方をさせてやりたかった。でも心臓を採れないとなると、医師は当初の診断が間違いだったと言い、今になって治療の選択肢を並べてみせる……」と困惑した。公表された写真では、ケイリーは開眼し、意識も清明であるように見える。

早速、障害者の人権アドボケイトThe Canadian Association for Community Living（CACL）から、プレスリリースが出された。障害があることによって医師らが最初からケイリーの治療を無益だと考え、心臓ドナーにすることを最優先に諸々の判断が行われ、家族への誘導が行われた事件だと分析。障害のある患者の命の質を低いものと判断する昨今の医療の傾向に警告を発した。[26] また、アルベルタ大学のソブセイは、呼吸器を外してもケイリーが生きたことをメディアは奇跡として描くが、それによって彼女をドナー候補とした医師らの判断の誤りが覆い隠されている、と批判した。[27]

これら二つの事件で適用されたのは、心臓死後臓器提供(DCD)というプロトコルである。通常、我々が「心臓死後臓器提供」という言葉からイメージする「脳死ではなく心臓死した人から臓器を摘出する」というプロトコルもそこに含まれるが、その他に「脳死に至っていない患者の呼吸器を外すなどして、移植のために人為的に心臓死を引き起こし、二分~一〇分程度、心停止を確認する時間を経た後に、心臓や肺など、通常の心臓死では痛んでしまって使えない臓器を摘出する」というものも含む。日本の臓器移植改正法の議論の際に、森岡正博が朝日新聞に寄稿した「臓器移植法A案可決　先進国に見る荒廃」で言及した人工的心臓死後臓器提供「ピッツバーグ方式」がその一つ。ここ数年、米国では増加しており、ナヴァロ事件の判決の際にも陪審員からDCDについて明確な指針が必要だとの指摘があった。

ナヴァロ事件、ケイリー事件の二つは、このDCDプロトコルと〝無益な治療〟論が結びつくことの恐ろしさを如実に物語ってはいないだろうか。ここでもまた、医療サイドと家族サイドに意見の対立がなく両者の合意のもとで行われた事例の多くは表には出ないことを、忘れてはならないだろう。英語圏の障害者コミュニティは、こうした事件が起きるたびに警戒感を強め、事件の詳細を調べ、批判声明を出し、警告を発し続けている。

ちなみにデンバー子ども病院は二〇〇八年に、心停止から七五秒だけ待って心臓を摘出するのをＤＣＤのプロトコルとしていることを、ニュー・イングランド・ジャーナル・オブ・メディスン誌に発表し、「赤ん坊の両親が蘇生を許可しないと決めた以上、その子の心臓は死んだのである」と書いた。[28] ドナーの選別に使われているのは、ここでも治療の無益性だが、論文はそれをさらに進めて、蘇生するかしないかの判断だけでなく、どの時点で臓器を摘出していいかまで、それぞれの家族に決めさせればよい、と提言する。しかし、多くの批判を浴び、その後、デンバー子ども病院は心停止後二分間待つプロトコルに戻したとのこと。

■フォスト、シンガーらの「死亡者提供ルール」撤廃提案

ノーマン・フォストは二〇〇五年にロウ＆メディスン誌に発表した論文[29]で、「〝脳死〟という概念とその確認方法は医学的には間違っていることが既に明らかになっている」と書いている。脳死概念は医学的に誤りであり、脳死者は死んではいない、との認識は、ロバート・トゥルーオグ、ロバート・ヴィーチ、ピーター・シンガーらにも共有されている。[30] しかし、彼らはその認識を踏まえて、「だから死んでいない脳死者から臓器をとるのはやめよう」と言うわけではない。逆に、「今でも実は死んでいない脳死者から方便で臓器をとっているのだから、いっそ〝死亡者提供ルール〟そのものを撤廃すべきだ」と提言するのだ。本

人さえ前もって、例えば植物状態になった際には延命措置を拒否して臓器提供したいと意思表示さえしておけば、生きている人からの臓器摘出を可能にして良いのではないか、というのである。

■臓器提供安楽死の提案

アシュリー事件でヘイスティング・センター・レポートに部分的擁護論を書いた生命倫理学者のジュリアン・サヴレスキュは二〇一〇年五月、バイオエシックス誌に「臓器提供安楽死を許すべきか？　移植臓器の数と質を最大化するための選択肢」と題した論文[31]を書き、臓器不足解消のために七つの選択肢を提案。その中に、安楽死後の臓器提供[32]と、臓器提供による安楽死を含めた。

大雑把に言えば、サヴレスキュの議論は、延命が可能な患者からの生命維持治療の中止が自己決定で認められていて、その一方で、死後の臓器提供も自己決定で認められているなら、いっそ、それらを合体して安楽死した直後の提供も、生きている状態で麻酔をかけて臓器を摘出する安楽死も自己決定で認めてもよかろう、というもの。しかし、彼が、せっかくの臓器提供意思が無駄になった残念な事例として紹介し、論文中で言及し続けるのは上記ナヴァロ事件である。「ナヴァロ氏は死ぬのに時間がかかったために臓器提供の基準を満たすことが出来なかった。……ルーベンは自分の臓器を何一つ提供することがかなわなかったのだ。」[33] まるで臓器を提供できなかったルーベンが気の毒だと言わんばかりだ。

しかし母親は臓器提供に同意したさいに息子の病状を正しく説明されなかったと主張しているし、そもそも彼は脳死ではなかった。何よりも大きな欺瞞ではないかと私が思うのは、ルーベン・ナヴァロが自己決定能力を欠いた、いわゆるインコンピテントな障害者だったと思われることだ。[34] 自己決定できない人の救命がおろそかにされた事件を、あたかも臓器提供意思が無駄になった事例であるかのように紹介しつつ、自己決定権による安楽死後の臓器提供や、臓器提供という手段による安楽死を説くとしたら、それは詐術というものではなかろうか。

■〝死の自己決定権〟議論

〝死の自己決定権〟を求める声はここ数年、恐ろしいほどの勢いで世界中に広がっている。〝アシュリー療法〟論争の起きた二〇〇七年当時、世界で医師による自殺幇助または自発的積極的安楽死を合法化していたのは、オランダ、ベルギー、米国のオレゴン州のみだった。その他、法解釈により事実上合法化されており外国からの〝自殺ツーリズム〟のメッカとなっている国として、スイス。

その後、アシュリー事件の起きたワシントン州が二〇〇八年の住民投票で合法化を決め、翌二〇〇九年三月に尊厳死法が施行された。同三月にはルクセンブルクも合法化。米国ではモンタナ州でも二〇〇九年末、最高裁がターミナルな患者への医師による自殺幇助は違法ではないとの判決を下した。

二〇〇九年から二〇一〇年にかけて、いずれも可決にこそ至らなかったが、新たに米国の他州や英国、スコットランド、カナダ議会でも、合法化に向けた議会レベルでの議論が行われている。こうした動きは、今後も世界各国へ広がっていくものと思われるが、注意しておきたいのは、こちらの議論においても〝無益な治療〟論で起きた無益性概念の変容と同じことが起きている事実だ。

ターミナルで耐えがたい苦痛がある人だけに対象者を限定して始まったはずの議論が、いつのまにか障害を負った人、老いていくことを苦痛に思う人、さらに障害や病気のために家族の負担になりたくないと考える人を対象にした議論にまで広がり始めている。議論が行われているだけでなく、実際にそういう人への自殺幇助に対して、これらの国々の世論はどんどん寛容になっている。[35] その背景にあるのは、やはり「障害のある生は生きるに値しない」という考えの広がりではないだろうか。

二〇一〇年にパーキンソン病の議員からスコットランド議会に提出された自殺幇助合法

化法案の対象者要件には、当初、ターミナルな状態の患者だけでなく「身体能力を永続的に、自立生活が出来ない程度まで失って、生きているのが耐え難いと感じている」人も含まれていた。[36)]

サヴレスキュの臓器提供安楽死の提言までが飛び出した今、〃無益な治療〃論と〃死の自己決定権〃が同時に広がりを見せていることの意味を我々はよく考えなければならないと思う。[37)] 米国とカナダの医療における患者の〃死の自己決定権〃とは、実際には「死ぬ」という方向に自己決定する時にだけ認められる自己決定権ではないのだろうか。「にもかかわらず生きる」という方向に自己決定しようとしても、「あなたのQＯＬは低すぎて生きるに値しない」または「あなたは治療にかかるコストに値しない」と誰かの主観で判断され、「あなたの治療は無益」と無益な治療論で拒絶されるのであれば、「死ぬ」という一方向にだけ認められる自己決定権だということにならないだろうか。そんなものが、そもそも「決定権」なのだろうか。

そして、ついでに言うならば、臓器移植でも安楽死の議論でも「日本人は意識が遅れている。国際レベルに追いつかなければ」と聞かされるばかりの私たちの国では、なぜ、その「国際レベル」の医療で起こっている、こうした事件や議論は報道されることがないのだろう。

■注

1）私が把握している二〇〇八年段階の情報では、約一〇州に医療提供者に無益と判断する治療を拒否することを認める法律が存在するようだが、最終的に生命維持治療を一方的に中止することまで免罪しているのはテキサスのみ。

http://blogs.yahoo.co.jp/spitzibara/62583980.html

2）テキサス州の〝無益な治療〟法については、Not Dead Yet が別の事件を機に二〇〇六年五月一日付けで「テキサスの〝無益な治療〟法は安楽死させるべき」という声明を出している。NDYの声明が特に問題視しているのは、治療が客観的に無益である必要がなく、QOLなど医師の主観的な基準であったり、治療にかかるコストが考慮された上での治療拒否であり得る点。医師にこれほどの権限を持たせてもよいのか、そもそも果たしてこんな法律が合憲なのか、と医療消費者に向けて問題を投げかけている。テキサスNDYのボブ・カフカは、この声明の中で「無益な治療法の本質には非自発的安楽死が内包されている。生命維持治療の中止に関して、患者の意思よりも代理決定権者の意思よりも医師の決定能力が上回るならば、それは患者の自己決定（オートノミー）原則を侵すものだ」と語っている。

http://www.notdeadyet.org/docs/TXfutilecarelawPR0506.html

3）http://en.wikipedia.org/wiki/Tirhas_Habtegiris

http://blogs.yahoo.co.jp/spitzibara/56284634.html

4）http://www.slate.com/id/2133518/fr/rss/

5）http://www.nejm.org/doi/full/10.1056/NEJMp078109

「エミリオへの治療は無益なばかりでなく患者に苦痛を与え尊厳を損ねている」とする病院側の治療停止の根拠へのトゥルーオグの批判は三点で、

人工呼吸器を装着している患者の苦痛は十分な鎮静・麻酔薬によって取り除くことが可能。

エミリオの症状が進めば苦痛を感じることもなくなったはずであり、医師らの主張は成り立たない。

医療者がどのように感じていたにせよ、ベッドサイドにいた母親らはエミリオの生を尊厳あるものと感じていた。

このようなゴンザレス事件の議論を踏まえ、トゥルーオグはさらに無益な治療論そのものについても、以下の批判をしている。

過剰なコストが云々されるが、このようなケースはまれであり、いずれ近く死ぬ患者であるなら治療を停止したところでコストカットの効果は大きくない。

無益な治療を行うことで医療職側の無力感や燃え尽きをもたらすという議論があるが、それを治療停止の根拠にする姿勢にこそ、医療職の価値観が患者家族の価値観よりも正しいとの前提がある。

テキサスの法では病院内倫理委員会が法廷や裁判官に代わる役割を担っているが、住民代表をメンバーに加えるとはいえ、ほぼ「医療の内部の人間」で構成され「医療者の価値観」が支配的でもある病院内倫理委が、エミリオのような貧しい黒人親子の“jury of peers”（同じ立場の人が陪審員になること）になれるわけもなく、よって病院内倫理委が裁判所や裁判官の代理としてふさわしいとは思えない。
http://blogs.yahoo.co.jp/spitzibara/41937465.html
またトゥルーオグは二〇一〇年二月にも同ジャーナルに Is It Always Wrong to Perform Futile CPR? という個人的なエッセイを書き、無益とされる心肺蘇生でも親の気持ちのケアになるなら実施に意味がある場合もあるのではないかと問題提起している。
http://blogs.yahoo.co.jp/spitzibara/59145074.html

6）京都大学の山中伸也教授とｉＰＳ細胞作製でしのぎを削ったウィスコンシン大学のトンプソン教授に、若いころ、ＥＳ細胞研究への倫理上の懸念をふっ切らせたのは、ノーマン・フォストだったという。フォストはスポーツでのステロイド解禁論、エンハンスメント、代理母、子どもの医学実験への参加など、多くのテーマで非常に過激な発言を繰り返している。
http://blogs.yahoo.co.jp/spitzibara/52953334.html

7）http://www.seattlechildrens.org/research/initiatives/bioethics/events/pediatric-bioethics-conference/2007-pediatric-bioethics-conference/

8）http://blogs.yahoo.co.jp/spitzibara/53112563.html

9）カレン・アン・クインランは一九七五年に永続的な植物状態に陥り、人工呼吸器を装着された。両親は人工呼吸器の取り外しを求めて訴訟を起こし、一九七六年にニュージャージー州最高裁が両親の訴えを認める。しかし、呼吸器を外された後もカレンは自力で呼吸を続け、人工栄養によって九年間生きた。クインラン事件とクルーザン事件については香川知晶著「死ぬ権利――カレン・クインラン事件と生命倫理の転回」（勁草書房）に詳しい。

10）前掲第10章の28）に同じ。

11）父親のロバート・シンドラー氏は二〇〇九年八月に死去。

12）ジョニ・タダは二〇〇七年一月一二日のＣＮＮ「ラリー・キング・ライブ」に生出演し、〃アシュリー療法〃はアシュリーの人権を侵している、優生思想が懸念されるなど、ディクマやフォストを向こうに回して果敢な批判を展開した。私には特に印象的だった彼女の言葉としては、「忘れないで欲しいのだけど、社会というのは、健康な臓器の摘出でコスト削減が可能となったら、やるんですよ。機会さえあれば、社会はいつだって障害者を犠牲にして大衆の方に向かうのだから」。

13）http://www.theschiavostory.com/?gclid=CPHniJHW2ZgCFQIMswod3nm7dQ
14）http://www.independent.com.mt/news.asp?newsitemid=66579
http://blogs.yahoo.co.jp/spitzibara/35142638.html
15）http://www.lifenews.com/2008/08/14/bio-2547/
http://blogs.yahoo.co.jp/spitzibara/42722116.html
16）http://www.christiantelegraph.com/issue2430.html
http://blogs.yahoo.co.jp/spitzibara/41192774.html
17）http://notdeadyetnewscommentary.blogspot.com/2010/04/followup-on-betancourt-v-trinitas.html
http://www.medicalnewstoday.com/articles/191146.php
http://blogs.yahoo.co.jp/spitzibara/60827258.html
18）http://news.bbc.co.uk/2/hi/health/8337369.stm
http://blogs.telegraph.co.uk/news/georgepitcher/100015509/baby-rbs-life-is-worth-the-same-as-anyone-elses/
http://blogs.yahoo.co.jp/spitzibara/56664792.html
19）http://calgary.ctv.ca/servlet/an/local/CTVNews/20100119/edm_battle_100119/20100119/?hub=CalgaryHome
http://blogs.yahoo.co.jp/spitzibara/59324284.html
20）http://articles.nydailynews.com/2011-03-18/news/29175672_1_breathing-medical-supplies-care-unit
http://blogs.yahoo.co.jp/spitzibara/62956012.html
21）http://blogs.yahoo.co.jp/spitzibara/54142490.html
（ニュース記事はリンク切れ）
22）http://www.lifesitenews.com/news/archive/ldn/2008/feb/08020104
http://blogs.yahoo.co.jp/spitzibara/34050994.html
23）REVISITING THE LEGAL STANDARDS THAT GOVERN REQUESTS TO STERILIZE PROFOUNDLY INCOMPETENT CHILDREN: IN LIGHT OF THE "ASHLEY TREATMENT," IS A NEW STANDARD APPROPRIATE?
Christine Ryan, October, 2008, 77 Fordham Law Review 287
大学院生の書いた稚拙かつ強引な論文といえなくはないが、この論文の法解釈をよく読むと、アシュリーの父親の独善的な州法解釈にピタリと重なるところが不気味な論文である。また、著者は、重症児は我々とは別の世界の住人として別基準の最善の利益の考え方を提唱するワシントン大学の哲学者レベッカ・ドレッサーの「改定・最善の利益」を繰り返し推奨・言及する。ドレッサーもまた、シアトルこども病院が組織し成長抑制を倫理的に許容できる選択肢と認めた成長抑制ワーキング・グループのメンバーである。
http://blogs.yahoo.co.jp/spitzibara/56009864.html
http://blogs.yahoo.co.jp/spitzibara/56010364.html
http://blogs.yahoo.co.jp/spitzibara/56221281.html
http://blogs.yahoo.co.jp/spitzibara/56285241.html

24）http://mybignoise.blogspot.com/2007/08/diagnosis-murder.html
http://blogs.yahoo.co.jp/spitzibara/20536764.html
http://blogs.yahoo.co.jp/spitzibara/33474611.html
http://blogs.yahoo.co.jp/spitzibara/34268850.html

25）http://www.nytimes.com/2008/12/19/health/19doctor.html?_r=1&th&emc=th
http://blogs.yahoo.co.jp/spitzibara/47415996.html

26）http://notdeadyetnewscommentary.blogspot.com/2009/04/canadian-association-for-community.html

27）http://whatsortsofpeople.wordpress.com/2009/04/09/kaylee-wallace-disturbing-coverage-and-unasked-questions/
http://blogs.yahoo.co.jp/spitzibara/51309695.html
http://blogs.yahoo.co.jp/spitzibara/51347805.html
http://blogs.yahoo.co.jp/spitzibara/51385218.html

28）http://www.washingtonpost.com/wp-dyn/content/article/2008/10/03/AR2008100301974_pf.html
http://blogs.yahoo.co.jp/spitzibara/44966115.html

29）http://findarticles.com/p/articles/mi_m6875/is_3_20/ai_n27856351/
http://blogs.yahoo.co.jp/spitzibara/52943194.html

30）http://www.boston.com/bostonglobe/ideas/articles/2008/03/09/fatal_flaw/
トゥルーオグは二〇〇九年八月にシアトルこども病院の研修会で、心臓死後臓器提供（ＤＣＤ）について講演を行い、一方に臓器で助かる子どもがいて、一方に脳損傷でどうせ死ぬ子どもがいて、親が納得しているなら、ＤＣＤの倫理性は明らかで、臓器摘出時に後者の患者が死んでいるか否かは問題にする必要もない、と説いた。
http://blogs.yahoo.co.jp/spitzibara/62353467.html
以下の病院サイトから講演ビデオを見ることができる。

http://www.seattlechildrens.org/health-care-professionals/education/grand-rounds-online/ethical-issues-in-organ-donation-after-cardiac-death/

なお、ピーター・シンガーの主張については、二〇一〇年一〇月刊行の「インパクション」一七六号で、堀田義太郎の論文「脳死臓器移植は殺人である」において紹介、分析されている。

31）SHOULD WE ALLOW ORGAN DONATION EUTHANASIA? ALTERNATIVES FOR MAXIMIZING THE NUMBER AND QUALITY OF ORGAN FOR TRANSPLANTATION Dominic Wilkinson and Julian Savulescu Bioethics, May 3, 2010

http://blogs.yahoo.co.jp/spitzibara/61036251.html

http://blogs.yahoo.co.jp/spitzibara/62848090.html

32）安楽死後臓器提供については、医師による自殺幇助が合法化されているベルギーで行われた例があることをサヴレスキュは論文で指摘しているが、二〇一〇年一二月にベルギーの医師らがthe Belgian Royal Medical Academyのカンファにおいて、二〇〇五年から二〇〇七年の間に四例が行われたこと、既にプロトコルもあることを発表した。その際、安楽死者の二割を占める神経筋肉障害の患者の臓器は「比較的高品質」であり、安楽死者は臓器不足解消に使える「臓器プール」だと主張した。

http://www.bioedge.org/index.php/bioethics/bioethics_article/9368

http://blogs.yahoo.co.jp/spitzibara/62694766.html

33）"Mr. Navarro did not die quickly enough to meet the criteria for organ donation. ...... Ruben was not able to donate any of his organs."

34）私自身は、事件の報道からルーベンの自己決定能力について事実関係を明確に確認することはできていないが、医師が起訴された罪状のうちの一つはdependent adult abuse。

35）ラティマー事件（カナダ）

一九九三年に父親が重症障害のある一二歳の娘トレーシーを殺した事件。殺人罪で有罪となり服役していた父親は二〇〇八年に保釈されるや「殺すことが娘を悲惨な状態から救う唯一の選択肢だった」「娘に身体的・知的能力が欠けているのだから、親には娘に代わって自殺を決定する法的権利がある」などと主張した。

http://www.canada.com/reginaleaderpost/story.html?id=bbb63cc4-1486-4d42-8c8d-7cb3812440ad&k=6162

http://www.thestar.com/article/309347

http://blogs.yahoo.co.jp/spitzibara/35088950.html

ジェームズ事件（英国）

プレイ中の事故で胸から下が麻痺した二三歳のラグビー選手、ダニエル・ジェームスを二〇〇八年九月にスイスの自殺幇助組織ディグニタスにつれて行き、自殺させた両親について、英国の公訴局長は公益にならないとして起訴しないことを決めた。

http://www.afpbb.com/article/life-culture/health/2530108/3445429

http://blogs.yahoo.co.jp/spitzibara/47112814.html

ギルダーデール事件（英国）

二〇〇八年、慢性疲労症候群で寝たきりの娘を長年介護してきた看護師の母親が、娘の点滴にモルヒネと空気を注入し殺害した事件。世論は熱狂的に母親を擁護・支持・賛美し、事実上の無罪放免となったのみならず、判事は「こんなに無私で献身的な母親を起訴したことがそもそもの間違い」だと公訴局長を非難した。

http://www.telegraph.co.uk/news/uknews/law-and-order/3683586/Mother-of-ME-sufferer-arrested-over-suspected-mercy-killing.html

http://www.timesonline.co.uk/tol/news/uk/crime/article7002405.ece?&EMC-Bltn=BGLGG2F

http://blogs.yahoo.co.jp/spitzibara/58391124.html

36） http://www.firstthings.com/blogs/secondhandsmoke/2010/01/21/non-terminal/

http://blogs.yahoo.co.jp/spitzibara/62233363.html

その他、二〇〇九年自殺幇助合法化議論については

http://blogs.yahoo.co.jp/spitzibara/57703614.html

http://blogs.yahoo.co.jp/spitzibara/57703743.html

二〇一〇年の自殺幇助合法化議論については

http://blogs.yahoo.co.jp/spitzibara/62401536.html

http://blogs.yahoo.co.jp/spitzibara/62401477.html

http://blogs.yahoo.co.jp/spitzibara/62401524.html

37） http://blogs.yahoo.co.jp/spitzibara/63259521.html

12. アシュリー事件を考える

二〇〇七年の正月明けにアシュリー事件と出会い、出会うなり取り憑かれてしまった私は、しばらくの間まるで自分自身が物の怪にでもなったかのようにパソコンにかじりついて暮らした。小さな疑問の答えを求めて資料を読んでいくと、さらに疑問が増えていく。その答えを探して検索し情報を読みこむと、もっと大きな疑問に辿り着く。そうして目の前に浮かぶ疑問を一つ一つたどっていく作業から見えてきた事件の実相が、本書の第2章から第5章までの内容である。

■記事から〝消えた〟二行

この事件にはまだ表に出ていない事情があるのではないかとの疑問をはっきり意識したのは、そんな作業を一ヶ月ほど続けた頃だったろうか。第一報のLAタイムズの記事を探そうと紙ファイルを引っかきまわしている時に、たまたまシアトルタイムズが翌日転載した同じ記事のプリントアウトが目についた。同じ記事なのだからとそれで間に合わせることにして読んでいると、どうにも妙な違和感がある。もう何度も読んだＬＡタイムズの記事とは、なにかが違っている感触なのだ。改めて探し出して両者を突き合わせてみると、父親についての重要な情報を含む二行が消えていた。

この事実が意味することとはいったい……？　全身がまたザワッとする。イヤな予感で震えそうになる指でたどりながら仔細に比較してみると、やはり細かな変更が他にもあちこちに行われていた。いずれも、まるで事件の当事者が記事に直接手を入れて自分の気に入るように添削したかのような変更だった（第5章の注14）を参照）。それまで漠然と頭の中に散らばっていた、それぞれ辻褄の合わない情報の断片たちが、その瞬間にすっと寄り集まって整合し、完成したジグソー・パズルのように一つの絵を描き出す。その絵はすべてをほぼ矛盾なく説明していた。背中を戦慄が走った。

その直感はその後、日本時間の五月一六日未明、ウェブキャストを通じてリアルタイムで見たワシントン大学でのシンポで裏打ちされた。病院の防衛はあちこちでほころびを見せたし、医師らの〝失言〟もあった。これは、この事件に一貫して当てはまることなのだけれど、一定の仮説に立って読み説くと、ディクマらの一見不可思議に見える言動の意味や意図は実は非常に分かりやすい。発言の矛盾や一貫性のなさまでが、逆に仮説を裏付けるだけの整合性をみせていたりもする。しかし、そういう予見なしに彼らの言葉ヅラに素直についていく人は、巧みな詐術に鼻づらを引きずりまわされ思考の筋道を撹乱されて、なんとなく納得させられてしまう。それは、ちょうど詐欺師の話にノセされないためには最初から相手が詐欺師だと知っている以外に方法がないのと同じかもしれない。

しかし、あのシンポの晩そのことに気づいている人は見当たらず、ディクマらがこのまま成長抑制療法を強引に一般化してしまおうと企んでいることは明らかだった。アシュリーの父親と医師らは、それぞれ別の動機から、成長抑制の一般化という同じ一つのゴールに向けて動き出そうとしているように思えた。父親は自分が考案した〝アシュリー療法〟を世に広めるために、ディクマらはおそらくは成長抑制を巡る議論を急ぎ一般化して、アシュリーの個別ケースから世論の注目を逸らせるために……？

こんなことをこのまま進行させてはいけない、と切迫した危機感で煽り立てられるような気分になるのだけれど、地位も肩書もなく十分な英語力さえも持ち合わせない私にできることはなかった。悩んだ末に五月二一日、思い切って「Ashley事件を考える」というブログを立ち上げた。ほとんど読んでくれる人のない小さなブログでの検証作業は、それでもシコシコと進めて夏ごろに一段落。

その頃からアシュリー事件の周辺にも視野が広がり、英語圏の医療・生命倫理の界隈で起こっていることがポツポツと目がつくようになった。〝無益な治療〟論や〝死の自己決定権〟議論、臓器移植がらみの事件の数々——。第11章で概要をまとめた通り、そこには、それまでの私の想像を絶する現実が繰り広げられていた。

「Ashley事件から生命倫理を考える」と改題したブログでその後も引き続きアシュリー事件の展開を追いかけながら、そのいくらかを、新たに始めた分不相応な英語のブログでカタツムリのような速度でポストしつつ、その合間に英語圏の様々な情報を自分なりに拾い読んで現在に至っている。今では、過去の出来事の情報に接すると「アシュリーの手術の三年前のことだ」とか「あの論争の翌年のことだな」といった具合に、アシュリー事件が私の時間軸の指標となっている。〝無益な治療〟や自殺幇助をめぐる議論などを読む際にも、アシュリー事件での誰かの発言や自分の思考の断片が自動的に頭に浮かんできて、専門分野も系統的な知識も持たない私にとって、アシュリー事件はものを考えるための貴重な足掛かりとなってくれるようでもある。

言い方を変えれば、あの二〇〇七年の正月明けの日から私はそれほど深く長く、この事件に取り憑かれてきたということなのだろう。その間、なぜアシュリー事件がこんなにも私を強く捉えて放さないのか、ずっと考え続けてきた。一つには、アシュリーとほとんど同じ障害像の娘を持つ親である私は、あの事件と出会うことによって自分ではどう取り繕いようもないほど大きく引き裂かれてしまったからではないか、という気がしている。

■親が一番の敵

親が一番の敵だ――。

障害者運動についてもほとんど知識を持たない私は、三一歳で重い障害のある子どもの親となった後にも、長い間この言葉を知らなかった。初めて知ったのは九〇年代の半ば、娘を重心施設に入所させる決断に至るまでの体験を手記として出版した際のことだ。原稿をはさんでの打ち合わせの席で編集の方から「親が一番の敵だと日本の障害者運動が言ってきたことを、知っていますか」と問いかけられ、教えられた。衝撃的な言葉だった。しかし現に重い障害のある子どもを持つ親であり、その子を施設に入れてしまった罪悪感と自責の中でもがいているさなかの私には、とうてい直視できる相手ではなかった。私にとっては本を書くことそのものが、そんな自分をなんとか理解しようとする必死の格闘だったのだ。

その後、機会があるごとに少しずつ読みかじっては、青い芝の会の運動や「親が一番の敵」という言葉の背景にあった出来事や議論について、ごくわずかな知識を得た。が、それらはどちらかというと記憶の中に散らばった知識の断片に過ぎなかった。

二〇〇七年初頭、アシュリーの身に行われたことへの憤りを胸に論争を追いかけ始めるや、私の頭に真っ先に浮かんだのは、その言葉だった。米国の障害者運動からの批判は感情的な擁護論の勢いに押され、ほとんど世論に届いていかない。そのことにジリジリしつつも、かといって論争のただなかに飛び込んで自ら論を張るだけの英語力もない。そんな私は自分の頭の中で、親の愛を賛美する甘ったるい感情論の渦をめがけて、日本の障害者運動が獲得した「親が一番の敵だ」という指弾の言葉を投げ込んでみる。巧妙に仕組まれた論理の混沌と濁流の中で、アシュリーの親や「自分たちにもやらせろ」という親たちや「なんて美しく献身的な親の愛……」とウルウルしながら彼らの側に立つ人たちに、果敢な糾弾の指を突き付け堂々と立ちはだかって、その言葉はくっきりと屹立して見えた。なんと力強い、本当の言葉なのだろう……。

しかし、こうして再びその言葉と出会ってみると、ここでもまた障害当事者ではなく親である私にとって、それはやっぱり一筋縄ではいかない厄介な相手なのだった。子どもの意思や気持ちを無視して施設に入れ、そうして子どもの人権を踏みにじるから「親が一番の敵」だ、と日本の障害者運動は指差す。〝アシュリー療法〟批判で彼らの言葉を借りようとする私は、真っ先にその矢面に立たされる自分を意識しないではいられない。その言葉が真実を突いていると感じれば感じるだけ、その指弾を正面から浴びる私にとって、それはさらに鋭く痛い言葉となった。

一方、〝アシュリー療法〟を擁護する多くの人は、その施設入所をこそ避けるために身体の侵襲を認めよと主張する。それは、重症児の身体に過激な侵襲を加えることよりも施設に入れることの方が残酷な所業だと言っているに等しい。つまるところ私は論争のどちらの側からも「愛情のない酷い親だ」と指差されているのだった。

■親たちの声なきSOS

私にとってさらに始末が悪いのは、私自身が実際のところ両者の間で引き裂かれてしまうことだ。たとえば、アシュリーの親がやったことに強い不快と嫌悪を感じる一方で、その気持ちが私には痛いほど分かる。

ひょいと抱き上げて、どこへでも連れて行ってやれた幼児期には、ちょっと工夫さえすれば、たいていのことは経験させてやることができた。多少大きくなっても、親さえ頑張ればそれを維持することができた。しかし一人で抱え上げることが子どもにとっても親にとってもリスクとなり始めた時を境に、どんなに親が頑張ってもどうにもできないことが急激に増えた。もっとしてやりたいこと、させてやりたいことの夢想は数え切れないほど頭の中を通り過ぎては、それを実現してやれないことの悔いを同じ数だけ胸の中に残し重ねていく。そんな現実に抗えるものなら、親と子の時間をここで止められるものなら……

と、狂おしい気分で思いつめたことは一度や二度ではない。アシュリーの父親が娘の成長をどうにか止める方法はないかとネットで探さないでいられなかった切羽詰まった思いは、そのまま、かつての私自身のものだ。

もう一つ、正視するのが耐え難いほどの痛みを伴って私に分かってしまうことがあった。自分たちにも同じことをやらせろと金切り声を上げる重症児の親たちの激しさである。もちろん私が自分を重ねるのは彼らの主張にではない。それを主張する彼らの険しい言葉と口調とに、私は自分の中にも潜んでいる同じ声を聞くのだ。

二〇〇七年五月のシンポの際、会場から三〇年近く重症障害のある我が子を家で介護している父親の手紙が朗読された。[1)]「うちの子が生れた時、あなたがたはどこにいたというのですか? この子が手術室から出てきた時に、あなたたちはどこにいたのです?」と始まる手紙は長く、全体として概ね次のようなメッセージだった。

「あなたたちが今まで私たち親子を助けてくれたことなど一度もなかった。そんな人にエラソーに私たちを批判をする資格などない。私はどんなに歳をとっても絶対にこの子は施設になんか入れない。親はそれだけのものを背負っているんだ。一緒に背負うつもりのないオマエらは、黙ってすっこんでいろ!」

英国のケイティ事件での母親アリソン・ソープの言葉と同じく、聞く者をひるませるほどの敵意だった。それらは論争においては、成長抑制や子宮摘出を願う切実さや、それを認めてもらえない親のフラストレーションと怒りだと解釈されていたし、娘の介護を語るアリソンの無思慮な表現の数々は、彼女の性格や娘に対する愛情の欠落に帰されがちだった。しかし、かつて彼らと全く同じところに身を置き、そこで燃え尽きて心を病んだ経験を持つ私は、彼らの激しい言葉と声に、まったく別のものを聞く。私の耳には、疲れ果て絶望した親たちが、もうこれ以上は耐えきれないというギリギリのところから放つ悲鳴が響いてくる。

この手紙を書いた父親の三〇年近い年月は、今ほどの支援も資源もなく、家族だけが無理を重ねて頑張ってきた日々だったろう。差し伸べられる手はどこにも見あたらず、期待や希望をひとつずつ手放し、諦めるすべを身につけ、助けを求める声を無理やりに飲み下してきたことだろう。あるいは勇気を振り絞って声を上げたにもかかわらず、どこにも届かなかったいくつものSOSがあったのだろう。それらの記憶が蓄積された長い年月を経て、彼の心に根雪のような黒い塊を成しているのは、助けてくれることのなかった社会への暗い憤りと苦い不信、そして深い絶望ではないのか。「一緒に背負うつもりのない奴らは口を出すな」というヒステリックな反発に、私は「なぜ今まで助けてくれなかったのか」という怨嗟と「本当はもっと早くに、もっと助けてほしかった」という深い嘆きを聞く。この手紙の本当のメッセージは、「もう親だけでは背負いきれない。どうか助けてほしい」という声なきSOSではないのか――。

■ダブル・バインド

もう一〇年以上も前、「親が一番の敵」という言葉を教えられた時に書いていた本『私は私らしい障害児の親でいい』(ぶどう社)に、私は重症児の親として社会に向けた一つのメッセージを込めた。障害のある子どもと親を語る際に、そこに美意識を持ちこまないでほしい。その美意識は親に内在化され、親から悲鳴を上げる声を奪い、助けを求める口を封じてしまうから――。

親や介護者が自ら介護負担を抱え込んでいる限り、社会は「にもかかわらず明るく頑張る美しい愛」を称賛し、同時に「やっぱり家族介護が何より」「愛さえあればどんな過酷な介護だって」などの暗黙のメッセージを送る。それは親や介護者にとって、子育てや介護を苦痛に感じる自分を恥じたり、自責や罪悪感に苦しまなければならないプレッシャーともなるの[2)]だけれど、しかし、その結果として限界を超えた介護負担を抱え込み、万が一、虐待や殺害に至ってしまった場合には「なぜ一人で抱え込んだ?」と今度は一転、介護者は助けを求めず抱え込んだことを責められるのだ。社会がそんなダブル・スタンダードを使い分けることによって、障害児の親や家族介護者たちはダブル・バインドの状態に置かれている。

そもそも家族というもの自体が、メディアがしばしば信じたがっているように、また〝アシュリー療法〟論争で一面的に描かれ続けているように、本当にそれほど単純で美しいだけのものなのだろうか。家族とは愛だけでなく、愛と同じだけの憎しみやこだわりやいきさつが幾重にも輻輳し絡まり合った、もっとドロドロと複雑なものではないだろうか。日頃は日常の繰り返しの中で表面化することがないが、大きな行事やアクシデントといった非日常が単調な生活に裂け目を生じて家族にストレスがかかると、それまで暮らしの営みに取り紛れていたり意識下にくすぶっていたものが俄かに顕在化して波風が立ち、諍いが起こってしまう——。そんな問題はどこの家庭にも潜んでいる。

障害のある子どもが生まれたり、ある日突然に子どもの障害を知らされると、家族はそれまでの価値観や人生観を根底から揺るがされて、大きなストレスを抱え込む。それまでは想像もつかなかったような新たな日常を一人一人が再構築することを迫られていくのだ。当初は緊張し前向きな気持ちで結束できるとしても、それをずっと維持できるほどに現実は甘くはない。ストレスで不安定になり、やがてみんながピリピリし始める。そういう時に、家族の中に潜在していた、子どもの障害とは無関係な問題が一気に顕在化してくる。夫婦間に潜在していれば夫婦の関係に、嫁姑問題がくすぶっていれば嫁姑間のトラブルとして、親子関係に火種があったとすれば、そこから炎が上がる……といったふうに、子どもの障害とは直接は関係しないはずの問題が、しかし障害をきっかけに顕在化し、家庭に修羅場を出現させるのだ。

我が家の場合は、私自身と両親との関係に潜んでいた問題が顕在化した。本来は娘の海とはかかわりがない問題でありながら、顕在化し火を噴いた以上、海の障害とその負担の大きい子育てにまつわることごとくが、その問題を増幅させるための燃料になっていくかのようだった。救いのない修羅場が繰り返され事態はどんどん悪化していくのだけれど、私の目の前には非力な娘の危機がこれでもかとばかりに間をおかず繰り出されてくる。目の前の危機をかろうじて生き延びるためには、とりあえずそこに全力を注いでしのがなければならない。当時の私が自分は強い母なのだというポーズで突っ張り続けていたのは、それ以外に自分を持していく方法がなかったのかもしれない。

助けを求める声を自分で封じ込め、窒息しそうになっている私に手を差し伸べてくれたのは、娘の主治医だった。「強引に施設入所を勧める医師」という憎まれ役を引き受けることまでして、言ってみれば「支援者の方から迎えにいく」という稀有なやり方で[3)]、私たち一家は救ってもらった。あの時に決断させてもらえなかったら、私たち親子は死ぬ以外になかっただろう、と今でも当時を振り返るたびにゾッとする。それほどまでに私を追い詰めていたのは、しかし、まだ幼かった娘の障害でも病弱さでも、育児と仕事の両立の困難さでもなく、娘の障害をきっかけに顕在化した別の問題の方だった。

家庭とか家族という名の、それ自体が魔物にもなりうる密室空間や閉塞した関係性の中で、親は子どもの障害とは直接的には関係しない無数の難題に取り囲まれて、時に潜在しまた顕在化するそれらに次々に待ったなしの対処を迫られ、あわあわと振り回されながら、その混乱と同時進行で、これまた待ったなしの子どものケアを担っている。

介護を自らの直接体験として知らない人は、「思いさえあれば、人はそれを全て行動にすることができる」と重大な誤解をしているが、介護を自分の直接体験として知っている人は、そんなことは誰にも不可能だという事実を骨身に沁みて思い知らされている人でもある。それぞれに事情を背負った生身の人間にできることには限界がある。思いのすべてを行動にして実現することはどうしたって不可能なのだ。そのために、もともと多くの介護者は「もっとしてあげたい」思いと、「でも、そこまで頑張れない」現実の自分との相克に葛藤している。そこへ社会が暗に理想として喧伝する「自己犠牲的な美しい親の愛や家族の献身」が「本来そうあるべき姿」として内在化されてしまうと、介護が苦しくなればなるほど介護者は自分を責め、罪悪感に深くとらわれていくことになる。助けを求める声を飲みこみ、ますます頑張り続けるしかないところへと追い詰められていくのだ。

ケイティら姉妹が幼い時に離婚し、現在は新たなパートナーと暮らしているアリソンは、二〇〇七年一月に米国の論争について英国でコメントした際、こんな率直な発言をしている。

「ケイティが小さい頃には私はお母さんでいてやれたけど、だんだんとお母さん役割が小さくなって介護者役割が大きくなっていくんです。ケイティにとっても私にとっても、これはとても悲しい」[4)]

ケイティの子宮摘出の要望が論争になってからの「批判するなら、私の身になってみなさいよ」という彼女の攻撃的な挑戦の陰には、こうした深い嘆きと悲しみが隠されている。あまりに長く悲しみや苦しみを抑圧せざるを得なかった人は、それらをありのままに表現するすべをいつしか失い、不信に満ちた攻撃の言葉をその代用とするしかなくなるものだ。

もしもアリソンが長年の介護負担との格闘で心身をすり減らし、燃え尽き疲れ果てているのだとしたら、この親子に周りがしてあげられることは「親はこんなに苦労して介護しているんだから思い通りにさせなさい」という母親の要求に応じてケイティの子宮摘出を認めてあげることではなく、せめて一定期間この人を介護から解放してあげることではないだろうか。アリソンが疲れを癒して自分を取り戻し、冷静な判断ができるようになるために。そして、母親としての自分をよみがえらせることができるように、また今後の生活に希望が持てるように、支援の手を差し伸べることではないだろうか。これほどのアリソンの嘆きや絶望に、ケイティから子宮を切り取ることがどれほどの救いになるというのだろう。

自分にも同じことをやらせろと迫る親たちに、「確かに親が一番分かっているし介護負担を担っているのも親なのだから、その親がこれほど望むなら手術でも成長抑制でもやらせてあげよう」と応えてしまうことは、表面的には親の思いを理解しその願いを受け入れることのように見えるかもしれないが、実はこれまで通りに親だけが背負う介護をよしとすることであり、彼らのＳＯＳに逆に耳をふさぐことになりはしないか。それは結局、さらに子どもを深く抱え込むしかないところへと親を追い詰めることであり、そんなふうに抱え込んだ挙句に親が子を連れて死ぬ以外に選択肢がない、狭く希望のない暗闇へと、親をさらに追い詰めていくことではないのだろうか。

米国の障害者団体から出てくる批判にも、私は同じような引っかかりを覚えた。彼らは〝アシュリー療法〟論争の当時、ナーシング・ホーム入所以外はサービス給付の対象とならないメディケイド制度を巡って、障害者の地域生活にも介護サービスが給付されるよう法改正を求める運動を展開していた。そこで「身体を変えるな。社会を変えよ」という〝アシュリー療法〟への批判メッセージは、この運動と結びつくと「施設入所ではなく地域での在宅生活にも支援を。アシュリーの親にも十分な支援を」ということになる。そこに私は引っかかる。彼らのいう「アシュリーの親にも」とは、「アシュリーが子どもだから親に」なのか。それとも「アシュリーが重症児だから親に」なのか。それならば「アシュリーが三〇歳になり四〇歳になっても親に支援を」なのか。障害のある子どもの親にとって、一体子どもがいくつになるまでが「子育て」で、いくつになったら「介護」なのか――。

もしも米国の障害者運動が、そこに区別すべき問題があることに気づかないまま「地域生活を送る障害者に支援を。アシュリーの親にも支援を」と主張しているのだとしたら、そこには「アシュリーは赤ん坊と同じなのだから、障害者運動ができるジョニー・タダのような障害者とは違う」と言ったディクマと同じ線引きを、障害者運動自身も無意識のうちに共有しているという可能性はないのだろうか——。

そんなことをぐるぐると考え惑う時、私は一方ではあんなにも頼もしく感じる「親が一番の敵」という日本の障害者運動の指摘に、全面的に乗っていけない自分を意識せざるをえない。施設に入れるから、あるいは親が介護できなくなったら不憫だといって殺すから「親が一番の敵」だという指弾の背後には、どんなに支援がない状況で自分がどんなにボロボロになろうと、親ならば子をちゃんと介護できて当たり前だろうという無意識の主張が潜んではいないか。それは、たとえ娘が一五〇キロの体重になったとしても他人の手を借りずに介護する覚悟だと書くアシュリーの父親や、親が何歳になろうと施設に入れずに介護しきると断言する、あの手紙の父親と同じように、不可能を可能にして介護し続けることだけが障害のある子どもを持つ親の愛情であると言うことと、同じではないのだろうか。[5)]

■対立の構図を越えるために

アシュリー事件が提起する様々な問題について考え詰めようとするたびに、私は賛否どちらの言い分からも責められ、どちらの立場にも私自身の言い分があり、そこで引き裂かれてしまうのをどうすることもできない。

娘のためにずっと、多くの人や組織や、さらに形のない何かとも闘い続けてきたつもりだった。自分は誰よりも優秀な彼女のアドボケイトだと自認もしてきた。しかし、私はアシュリー事件によって、親と子の間、介護する者とされる者との間には本当は避けがたい利益の相反があり、権利の衝突があり、実はそこには支配―被支配の関係が潜んでいるという、あられもない事実を突き付けられてしまった。突きつけられてしまった以上、そこから目を逸らすことができない。娘の権利を侵害してきた自分、今もそうし続けている自分、有無を言わせず支配する者として娘の前に立つ自分――。そんな親の抑圧性や支配性に自覚的でありながら、なお娘を親として愛し続けようとすれば、いったいどうすればいいのだろう……。そこで私は言葉を失い、引き裂かれたまま、なすすべもなく立ちすくんでしまう。

私はたぶん現在もまだ立ちすくんだままだ。これからも事件やその周辺で起こる出来事を追いかけながら、引き裂かれたままなのかもしれない。ただ、アシュリーの父親の「苦しんだりしなかった。簡単な決断だった」という、単純明快なばかりか誇らしげですらある合理性を思う時、むしろ親は引き裂かれているべきではないのか……と、反発と共に考えてみたりする。

二〇一〇年にオーストラリアでアンジェラ事件が起こった際、私はようやく勇気を振り絞ってブログに「親の立場から、障害学や障害者運動の人たちにお願いしてみたいこと」

というエントリーを書いた。[6]「親が一番の敵」とは、本当に、逃れようもなくズバリと真実を突いた言葉だ。親はその真実にまず気付かなければならないのだと思う。抑圧する者としての自分を自覚しているべきなのだろうとも思う。一方、「親が一番の敵」だという指摘が真実だというのは、「親が敵になってしまう一面が確かにある」ということであって「全面的に敵だ」ということでも「敵でしかない」ということでもないはずだ。「親が一番の敵だ」と対立的なところから責めて終わるのではなく「親が一番の敵にならざるを得ない社会」にも目を転じることよって、親とも共に考え闘う障害学や障害者運動というものはありえないだろうか。そんなおずおずとした問いかけをしてみないでいられなかった。

アシュリーの父親やディクマらが描いて見せる「親の愛」vs「障害者運動のイデオロギー」という対立の図式を乗り越えていく方策がどこかあるとしたら、そこから探し始めることができるのではないか。そして、実はそれは非常に切迫した急務ではないのか……。

アンジェラ事件が起こってしまったことを知り、判決文に二〇〇六年のガンサー&ディクマ論文と同じ性格の不可解を見いだした時、私にはその判決文が、これからの世界が障害児・者たちにとってどのような場所になろうとしているのかを予言する書のように思えた。その時に感じた、居ても立ってもいられない焦燥感は今も続いている。日々のニュースを読みながら、さらに強くなっていく一方だ。

■メディカル・コントロールと新・優生思想の世界へ

科学とテクノロジーの進歩で可能になった身体や命の操作を背景に、世の中は子に対する親の支配をこれまでとは比べ物にならないほど増大させ、それを是認し、むしろ煽る方向へとものすごい勢いで突き進んでいるように見える。出生前遺伝子診断、生殖補助医療、臓器移植、救済者兄弟[7]、そして障害新生児の治療拒否、ロングフル・バース訴訟[8]、慈悲殺擁護論……。「親の愛と献身」という手垢にまみれた甘ったるくウエットな神話を片手で盾とし、もう一方の手には高圧的に相手をねじ伏せる合理一辺倒の力技を武器に、それぞれを狡猾に使い分け人心を操りながら、ゴリ押しに世の中を変容させていこうとする強大な力がある。

産業・経済・金融の急速な構造変化の中で、既にほとんどの物欲を満たされた消費者の新たな欲望とニーズを掘り起こし、新たなマーケットと産業を創出していく役割を、製薬会社や医療機器会社やバイオ企業が担っている。ワクチンや新薬や新しい〝夢の〟あるいは〝奇跡の〟治療法の開発研究情報が「可能性がある」「できるかもしれない」という段階で日々大量に流されては、あらゆる病気がすぐにも予防・撲滅できるかのようにイメージ操作が行われ、人々の期待と希望を煽る。かつての「ゼネコン」の代わりに「ビッグ・

ファーマ」が、「カイハツ」ならぬ「フローフシ」を旗印に世界中を席巻していく。「カイハツ」と「ゼネコン」が環境を破壊し弱い者たちを踏みつけにする企業悪の代名詞だったように、ビッグ・ファーマの周辺でも治験データの改ざんや研究者との癒着、途上国での非人道的な人体実験や児童・奴隷労働の実態などが明るみに出始めている。その詳細が日本で報じられることは滅多にないが、英語圏の情報から見えてくる私たちの世界とは、急速にそんな冷酷な場所となりつつあるようだ。

一方、フォストやサヴレスキュなど「〝科学とテクノで簡単解決〟文化」の御用生命倫理学者たちが目指しているのは、生きるに値する命と値しない命、治療に値する命と値しない命、救うに値する命とそのための資源として使い捨てられるべき命……そんな線引きの一切が医療に全権委任された世界──。それは、科学とテクノロジーが可能にした技術で装いも新たに優生思想を復活させ、身体と命の操作を通じて人を医療の論理と権威でコントロールしていこうとする、メディカル・コントロールの世界ではないのか。そして、その正当化のアリバイ装置の役割を担わせようと生命倫理学者たちが狙っているのが、病院内倫理委員会だ。しかし、その倫理委員会には透明性の欠如や政治的なぜい弱性という重大な欠陥がある可能性を、ほかならぬアシュリー事件が示唆している。

本書では、アシュリーに行われた一連の医療介入とそれを巡る議論を「アシュリーのケース」と呼び、その個別ケースでの議論から始まり現在に至ってもなお続く、より射程の大きな論争や一般化の動きとその背景までを含めて「アシュリー事件」と呼んで区別してきた。アシュリーの個別ケースはそれ自体、恐ろしい出来事だけれど、本当の意味で底しれぬ恐ろしさを秘めているのは「アシュリー事件」の方だろう。それを端的に物語っているのがLAタイムズの記事から消えた二行だと思う。そして、それ以後すべてのメディアがその二行に含まれていた父親に関する情報に一切言及しなくなった事実——。広くメディアにそれだけの影響力を及ぼすことができるとは、それは一体どれほどの権力なのか。

メディアのほかにも、アシュリーの人権を守るために本来なすべきことがあり、それをなすべき立場にいながら、なさなかった人たちや機関が沢山あったのではないか。まずシアトルこども病院と、病院が特設した特別倫理委員会のメンバーたち。担当医と周辺の同調者たち。動員される形で擁護発言をしたり論文を書いた学者もいるかもしれない。一時は懲罰を念頭に調査に入ると言いながらそれっきり黙した州保健当局。さらに調査途中でアシュリーの個別ケースの徹底解明を放棄し、報告書でお茶を濁したばかりかワーキング・グループに参加し一般化のお先棒まで担ごうとしたWPAS——。

もしもジャーナリズムが権力の番犬としての機能を放棄し、州当局も障害児・者の人権を守るために介入する職責を果たせず、さらに連邦政府から権限を委託された障害者の人権擁護ネットワークまでが使命を果たせないとしたら、今の米国社会のどこに障害児・者を守る社会的機能が残されているというのだろう。

〝アシュリー療法〟論争以降、現在までの間に、シアトルこども病院とワシントン大学はゲイツ財団と年々パートナー・シップを緊密にし、ワクチン推進や死産・早産撲滅を中心に途上国の母子保健、DALYによるグローバル・ヘルスの情報分析・施策提言において世界のリーダーとしての地歩を固めてきた。[9] ワシントン州当局もWHOや世界銀行などの国際機関も、そうした運動で彼らのパートナーである。米国内でも、ディクマがアシュリー事件の後、小児科学会でラディカルな動きを牽引していることは第10章で見てきた通りだ。この五年間を通じてワシントン州の最も大きな出来事の一つは、尊厳死法を制定し医師による自殺幇助合法化に踏み切る米国で二番目の州となったことだろう。二〇〇八年一一月の住民投票に向けては、州外からも流れ込む膨大な資金を背景に合法化ロビーがすさまじいまでのキャンペーンを展開したという。[10]

メディカル・コントロールと新・優生思想の世界をめざす医療倫理の動向を、アシュリー事件はただ〝象徴〟しているだけなのだろうか。この事件の本当の恐ろしさは、もっと根深いところにあるのではないだろうか。

なにより、アシュリー事件はまだ終わっていない――。

■注

1）http://blogs.yahoo.co.jp/spitzibara/13724817.html

2）http://blogs.yahoo.co.jp/spitzibara/47162093.html

3）http://blogs.yahoo.co.jp/spitzibara/43420155.html

4）http://www.echo-news.co.uk/news/1113652.print/

5）ブログなどで〝アシュリー療法〟や成長抑制を批判している重症児の親の言説にも、私は同じ危うさを感じることがある。
http://blogs.yahoo.co.jp/spitzibara/60207998.html

6）http://blogs.yahoo.co.jp/spitzibara/59289641.html

7）http://blogs.yahoo.co.jp/spitzibara/59612255.html
http://blogs.yahoo.co.jp/spitzibara/62369261.html

8）http://blogs.yahoo.co.jp/spitzibara/54636663.html

9）http://blogs.yahoo.co.jp/spitzibara/62707849.html
http://blogs.yahoo.co.jp/spitzibara/62707928.html

10）http://blogs.yahoo.co.jp/spitzibara/44689107.html

あとがき

アシュリー事件との出会いからの年月を振り返る時、最も鮮烈に思い返されるのは二〇〇七年五月一六日のシンポを徹夜してウェブキャスト中継で見た晩です。成長抑制の一般化が狙われていくことを強く予感した晩でした。この時のことは、当時アシュリー事件を追いかけておられた筑波大学の名川勝先生がブログに書かれており（http://mnagawa.air-nifty.com/misc/2007/05/ashleywpas_988b.html　コメント欄）、いま改めて読み返すと妙に生々しく感じられたりもします。

主観的には一ヶ月くらい思い悩んだように感じられるのですが、日付を確認すると、このシンポの五日後に私は生まれて初めてのブログを立ち上げています。何人かの学者やジャーナリストにコンタクトを試みながら「一般化を食い止めなければ……」と、まっすぐに思い詰めた五日間でした。それからしばらくの間、「食い止められるかもしれない」という壮大な夢を、ある方と一緒に見せてもらったことは、本当に懐かしい思い出です。当時の私は——正直に言うと、愚かなことにごく最近まで——「なんとかして食い止めなければ」と、どこか本気で考えていたのです。

それから現在までの間に、アシュリー事件への関心を通じて、日本だけでなく英語圏の方とも、本当に多くの出会いをいただきました。皆さん、それぞれに立場も違えば取り組んでいる具体的な問題も違うけれど、弱い者を踏みつけ切り捨てていこうとする強い者の力に対して、それぞれ自分のいる場所で抗い、アシュリー事件よりもはるか前から長く過酷な闘いを闘っている人たちでした。

これら幾多の人々が続けてきた闘いが終わらない限り、アシュリー事件も終わることはないのだと気付き、そのことに得心できた時、ようやく「食い止めねば」という執着じみた切迫から解放され、この事件を追いかけてきた自分のささやかな作業を一冊の本にまとめてみようと考えられるようになりました。このたびもまた、名川先生が紹介の労を取ってくださいました。二〇〇七年当初、まだ妄想に近かった私の推論に最初に耳を傾けてくださったのも先生でした。以来、何の専門家でもない素人が続けるリサーチをずっと応援してくださいました。

実は私はアシュリー事件については、二〇〇七年に「介護保険情報」誌の連載「世界の介護と医療の情報を読む」に何度か書かせてもらっています。もともと同誌編集部の青山淳一氏から連載企画のご提案がなかったら、私はアシュリー事件と出会うことも、事件を機に医療倫理の問題に関心を持つこともありませんでした。いつまで経っても訪問者カウントが増えることのない拙ブログに、激務の合間に立ち寄り一緒に考えてくださる青山氏から、大きな支えといくつものヒントをもらいました。写真のアシュリーはカメラ目線では、と鋭く気づかれたのも青山氏でした。

お二人に、心より深く感謝申し上げます。

また、私のつたないリサーチを様々な形で応援してくださった多くの方々に。いつも本当にありがとうございます。学者でも研究者でもない私が関連の論文や資料を読みながら事件を追いかけることができたのは、その時々に快く探してくださる方に恵まれたおかげでした。本書には相変わらず知識不足からの思い違いや誤りが多々あるかと思います。またご指導をいただけると幸いです。今後とも、どうぞよろしくお願いいたします。

そして、本書を機に拙ブログにお立ち寄りいただける方に。「アシュリー事件・重症障害児を語る方に」という書庫を設けております。アシュリーのような重症障害児・者が一体どういう人として、そこに生きて在るのか、その姿をなるべくありのままに描くことによって、「自己意識」とか「知能」とか「発達」という言葉だけでは捉え切れない彼らの姿を伝えたいと、願いつつ書いたエントリーたちです。ぜひ覗いていただけると幸いです。また、その際には、恐縮ですが「A事件・重症障害児を語る方に」というメッセージ・エントリー(http://blogs.yahoo.co.jp/spitzibara/61778427.html)を先に読んでいただきますよう、お願い申し上げます。

最後に、売れるとも思えない本を、「関わるべき仕事」と引き受けてくださって、ご家族が東日本大震災で被災され大変な時期にも関わらず着実に進行してくださった生活書院の髙橋淳氏に、厚く、お礼申し上げます。

震災と原発事故で被害に遭われた方々に、一日も早く心安らげる日常が戻ってきますように。私たちの国が、すべての人のいのちと尊厳を等しく守る国として復興していきますように。

ガンサー&ディクマ論文から五年目の秋に

児玉真美

＊三刷に際してのお断り
本書の注として挙げられているブログ「Ashley事件から生命倫理を考える」(二〇〇七年五月〜二〇一三年七月)のエントリーURLは、Yahoo!ブログのサービス停止(二〇一九年一二月)に伴い無効となりました。ブログそのものは、後続のブログ「海やアシュリーのいる風景」(二〇一三年一一月〜二〇一九年八月)とも以下のはてなブログに移行して、ほぼ残っておりますが、エントリー内のリンクは無効です。多くの注が失われてしまいましたことを、お詫びいたします。

「Ashley事件から生命倫理を考える」https://spitzibara.hatenablog.com/
「海やアシュリーのいる風景」https://spitzibara2.hateblo.jp/

著者略歴

児玉真美（こだま・まみ）

1956年生まれ。京都大学文学部卒。カンザス大学教育学部にてマスター取得。中学、高校、大学で英語を教えた後、現在、著述業。一般社団法人日本ケアラー連盟代表理事。長女に重症心身障害がある。

著書に、『私は私らしい障害児の親でいい』（ぶどう社、1998）、『新版 海のいる風景——重症重複障害のある子どもの親であるということ』（生活書院、2012）、『死の自己決定権のゆくえ——尊厳死・「無益な治療」論・臓器移植』（大月書店、2013）、『殺す親 殺させられる親——重い障害のある人の親の立場で考える尊厳死・意思決定・地域移行』（生活書院、2019）、『私たちはふつうに老いることができない——高齢化する障害者家族』（大月書店、2020）、訳書に、『生命倫理学と障害学の対話——障害者を排除しない生命倫理へ』（共訳、生活書院、2014）など。

本書のテキストデータを提供いたします

本書をご購入いただいた方のうち、視覚障害、肢体不自由などの理由で書字へのアクセスが困難な方に本書のテキストデータを提供いたします。希望される方は、以下の方法にしたがってお申し込みください。

◎データの提供形式＝CD-R、フロッピーディスク、メールによるファイル添付(メールアドレスをお知らせください)。

◎データの提供形式・お名前・ご住所を明記した用紙、返信用封筒、下の引換券(コピー不可)および200円切手(メールによるファイル添付をご希望の場合不要)を同封のうえ弊社までお送りください。

●本書内容の複製は点訳・音訳データなど視覚障害の方のための利用に限り認めます。内容の改変や流用、転載、その他営利を目的とした利用はお断りします。

◎あて先
〒一六〇―〇〇〇八
東京都新宿区四谷三栄町六―五 木原ビル三〇三
生活書院編集部　テキストデータ係

キリトリ線

【引換券】
アシュリー事件

アシュリー事件

メディカル・コントロールと新・優生思想の時代

発　行　二〇一一年九月二二日　初版第一刷発行
二〇一二年二月二五日　初版第三刷発行

著　者　児玉真美

発行者　髙橋　淳

発行所　株式会社　生活書院
〒一六〇—〇〇〇八
東京都新宿区三栄町一七—二　木原ビル三〇三
電話　〇三—三二二六—一二〇三
ファックス　〇三—三二二六—一二〇四
振替　00170-0-649766
www.seikatsushoin.com

印刷・製本　株式会社シナノ
装丁　糟谷一穂

定価はカバーに表示してあります
乱丁・落丁本はお取替えいたします

ISBN 978-4-903690-81-0

生活書院　出版案内

支援　vol.1、vol.2、vol.3、vol.4、vol.5

「支援」編集委員会【編】　A5 判並製　本体 1500 円

vol.1 ＝特集「『個別ニーズ』を超えて、vol2. ＝特集「『当事者』はどこにいる？」、vol.3 ＝特集「逃れがたきもの、『家族』」、vol.4 ＝特集「支援で食べていく」、vol.5 ＝特集「わけること、わけないこと」ほか。

介助者たちは、どう生きていくのか——障害者の地域自立生活と介助という営み

渡邉　琢　四六判並製　本体 2300 円

身体を痛めたら、仕事どうしますか？ それとも介助の仕事は次の仕事が見つかるまでの腰掛けですか？ あなたは介助をこれからも続けていきますか？「介助で食っていくこと」をめぐる問題群に当事者が正面から向き合った、これぞ必読の書！

介助現場の社会学 —— 身体障害者の自立生活と介助者のリアリティ

前田拓也　四六判上製　本体 2800 円

介助という実践のなかから、他者との距離感を計測すること、そして、できることなら、この社会の透明性を獲得すること……。「まるごとの経験」としての介助の只中で考え続けてきた、若き社会学者による待望の単著！

福祉と贈与——全身性障害者・新田勲と介護者たち

深田耕一郎　四六判並製　本体 2800 円

人に助けを請わなければ生存がままならないという負い目を主体的に生きた、全身性障害者・新田勲。その強烈な「贈与の一撃」を介護者として受け取ってしまった筆者が、その生の軌跡と、矛盾と葛藤に満ちた福祉の世界を描き切った渾身入魂の書。

障害学のアイデンティティ——日本における障害者運動の歴史から

堀　智久　A5 判上製　本体 3000 円

〈反優生思想〉の視座をキー概念として汲み取った、日本の障害者解放運動に根差した「解放の理論」としての「障害学」。障害の「社会モデル」が提示した視座をも批判的に乗り越え、「障害学」の新たな理論形成の道をひらこうとする意欲作、ここに誕生。